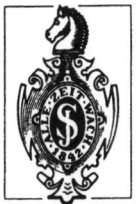

M. Braun

Dekubitus

Mit 19 Abbildungen, zum Teil vierfarbig

2. Auflage

Springer-Verlag
Berlin Heidelberg New York
London Paris Tokyo
Hong Kong Barcelona
Budapest

Dr. med. Michael Braun
Malteser-Krankenhaus
Pillkaller Allee 1
1000 Berlin 19

ISBN-13:978-3-540-53755-7 e-ISBN-13:978-3-642-76477-6
DOI: 10.1007/978-3-642-76477-6

Dieses Werk ist urheberrechtlich geschützt. Die dadurch begründeten
Rechte, insbesondere die der Übersetzung, des Nachdrucks, des Vortrags,
der Entnahme von Abbildungen und Tabellen, der Funksendung, der
Mikroverfilmung oder der Vervielfältigung auf anderen Wegen und der
Speicherung in Datenverarbeitungsanlagen, bleiben, auch bei nur auszugs-
weiser Verwertung, vorbehalten. Eine Vervielfältigung dieses Werkes
oder von Teilen dieses Werkes ist auch im Einzelfall nur in den Grenzen der
gesetzlichen Bestimmungen des Urheberrechtsgesetzes der Bundesrepu-
blik Deutschland vom 9. September 1965 in der jeweils geltenden Fassung
zulässig. Sie ist grundsätzlich vergütungspflichtig. Zuwiderhandlungen
unterliegen den Strafbestimmungen des Urheberrechtsgesetzes.

© Springer-Verlag Berlin Heidelberg 1991

Die Wiedergabe von Gebrauchsnamen, Handelsnamen, Warenbezeich-
nungen usw. in diesem Werk berechtigt auch ohne besondere Kennzeich-
nung nicht zu der Annahme, daß solche Namen im Sinne der Waren-
zeichen- und Markenschutz-Gesetzgebung als frei zu betrachten wären und
daher von jedermann benutzt werden dürften.

Produkthaftung: Für Angaben über Dosierungsanweisungen und Appli-
kationsformen kann vom Verlag keine Gewähr übernommen werden.
Derartige Angaben müssen vom jeweiligen Anwender im Einzelfall
anhand anderer Literaturstellen auf ihre Richtigkeit überprüft werden.

2119/3140/543210 – gedruckt auf säurefreiem Papier

Meiner Frau und unseren Kindern
Susanne, Thomas, Martina und *Monika*

Es eitern meine Wunden und riechen widerlich.
Gebeugt von Schmerzen, zerschlagen und voll Kummer
Schleppe ich mich von einem Tag zum anderen.
Tief in mir fühle ich das Fieber brennen,
Am ganzen Körper ist kein heiler Fleck.
(Ps. 38, 6–8).

Frühe Beschreibung des Dekubitus aus der Sicht eines Kranken.

Vorwort zur 2. Auflage

In der kurzen Zeit seit dem Erscheinen der 1. Auflage sind eine Fülle neuer Erkenntnisse erarbeitet worden, die in der 2. Auflage berücksichtigt werden. Die Theorie der Druckverteilung hat in der Elastizitätstheorie eine gesicherte Basis erfahren. Im Rahmen dieser Monographie sind nur die inhaltlichen Aussagen der physikalischen Theorie referiert worden; auf die mathematische Herleitung wurde verzichtet. Aus der Pflegeforschung sind neue experimentelle Ergebnisse gekommen, so daß heute die Prophylaxe und Therapie des Dekubitusulkus auf eine zunehmend sichere experimentelle und theoretische Basis gestellt werden kann.

Der Autor dankt allen, die durch ihre kritischen Hinweise und Ratschläge an der Weiterführung dieser Monographie mitgewirkt haben und ist für die Fortsetzung des wissenschaftlichen Dialoges und des praktischen Erfahrungsausausches dankbar; denn die allgemeine Erfahrung, daß mit jeder neuen Erkenntnis sich neue Fragestellungen eröffnen, hat sich auch bei der Arbeit am Dekubitusulkus bestätigt.

Berlin, im Januar 1991   M. Braun

Zum Geleit

Das Aufliegegeschwür, der Dekubitus, gewinnt in der Geriatrie eine besondere Bedeutung.

Die Involution des alternden Körpers, seine Neigung zur Exsikkation, seine biographische Perspektive stellen an Patient, Pflegepersonal und Arzt eine kooperative Aufgabe.

Dankenswerterweise hat sich mein langjähriger Oberarzt, Herr Dr. Michael Braun, in einer gründlichen wissenschaftlichen Studie mit den verschiedenen Variationen der Dekubitusbehandlung beschäftigt und richtungweisende therapeutische Ansätze entwickelt. Dafür bin ich ihm dankbar. Ich hoffe, daß seine Anregungen breite Anwendung bei der Behandlung dekubituskranker Menschen finden.

Berlin, im August 1988   Dr. Josef Böger,
Arzt für innere Krankheiten,
Chefarzt des Malteser-
Krankenhauses Berlin

Danksagung des Autors

Für die vielfältigen Anregungen und die Aufgabenstellung danke ich Herrn Chefarzt Dr. Böger.

Die Hauptlast der Dekubitusbehandlung tragen die Schwestern und Pfleger. Die Mitarbeiter der Station III des Malteser-Krankenhaus aus Berlin haben durch ihre Arbeit die vorliegende Studie geprägt. Ihnen danke ich besonders. Namentlich genannt seien die Stationsärztinnen Frau Dr. Mavroudis und Frau Dr. Ziegler.

Nicht zuletzt gebührt dem Springer-Verlag ein Dankeswort: Frau Dr. Claudia Osthoff hat mit Fachkenntnis und Engagement die Manuskriptentwürfe vorangebracht, und nach letzter Bearbeitung im Lektorat (Sabine Lange-Rehberg, Lothar Picht) sorgten die Mitarbeiter der Herstellungsabteilung für die qualitätvolle Gestaltung des Buches.

Inhaltsverzeichnis

1	***Einleitung***	1
2	***Theoretische und praktische Vorbemerkungen***	3
2.1	Definition	3
2.2	Modellvorstellungen zur Theorie der Druckverteilung im Gewebe	8
2.3	Stadieneinteilung	19
2.4	Prädilektionsstellen der Haut	21
2.5	Risikofaktoren	22
2.6	Besonderheiten des Dekubitalulkus	25
2.6.1	Wundinfektion	26
2.6.2	Morphologie	27
2.7	Behandlung	28
2.7.1	Druckentlastung	29
2.7.2	Hautpflege	35
2.7.3	Risikofaktoren	35
2.7.4	Entfernung des nekrotischen Gewebes	35
2.7.5	Lokalbehandlung	36
2.7.6	Infektionskontrolle	37
2.7.7	Chirurgische Verfahren	38
2.7.8	Behandlungsergebnisse	39
3	***Eigene Untersuchungen***	41
3.1	Problemkatalog	41
3.2	Methodik	41
3.2.1	Klinische und labormedizinische Diagnostik	42
3.2.2	Anthropometrische Messungen	42
3.2.3	Perkutane Oxymetrie	43
3.2.4	Pneumatische Hautdruckmessung	43

3.2.5	Anmerkungen zum Stand der pneumatischen Hautdruckmessung	47
3.3	Ergebnisse	49
3.3.1	Kasuistik Fall 1	49
3.3.2	Kasuistik Fall 2	55
3.3.3	Analyse der Behandlungsergebnisse insgesamt	62
3.3.4	Regeln zur Prognose	64
4	***Diskussion des Problemkatalogs***	66
4.1	Lagerung als Therapie	66
4.1.1	Lagerung auf einer wassergefüllten Matratze	66
4.1.2	Beckenhochlagerung mit einem Gelkissen	67
4.1.3	Umlagerung auf dem Lamellendrehbett nach Dr. Völkner	67
4.1.4	30°-Schräglagerung nach Seiler u. Stähelin	69
4.1.5	Drehung in der Hüftachse	70
4.1.6	Sonderformen der Lagerung	71
4.1.7	Weichlagerung und Umlagerung der Fersen	72
4.1.8	Zusammenfassung der Lagerung als Therapie	72
4.1.9	Anmerkung zur Akzeptanz der Hautdruckmessung beim Pflegepersonal	73
4.2	Intermittierende Sauerstoffgabe	73
4.3	Urogenitalhygiene	74
4.4	Infusionsprobleme	75
4.5	pH-Wert im Dekubitus und seiner Umgebung	77
4.6	Zerebrale Aufhellung	77
4.7	Entfernung der Nekrosen	79
4.8	Zeitfaktor	80
4.9	Lokalbehandlung	81
5	***Behandlungskonzept***	84
5.1	Prophylaxe	85
5.1.1	Protein-Kalorien-Mangel	85
5.1.2.	Immobilität	85
5.2	Frühbehandlung	86
5.2.1	30°-Schräglagerung	86
5.2.2	Weichlagerung	86

5.2.3	Mobilisierung	89
5.2.4	Dokumentation	89
5.3	Behandlung des Dekubitus Grad II (Epitheldefekt)	89
5.4	Behandlung des Dekubitus Grad III und IV (tiefe Ulzera)	90
5.5	Schmerzbekämpfung	91

6 Zusammenfassung 92

Literatur 95

Sachverzeichnis 99

1 Einleitung

Das Dekubitalulkus ist keine eigenständige Erkrankung, sondern entwickelt sich immer dann, wenn schwere Vorerkrankungen den betroffenen Patienten zur Immobilität zwingen. Gleichwohl ist das Dekubitalulkus mehr als eine Komplikation; es gewinnt sehr häufig eine Eigendynamik, unter der die Ersterkrankungen in den Hintergrund treten.

Die deletären Folgen des Dekubitalulkus, schmerzhaftes Siechtum, allenfalls langsame Wundheilung, häufig Sepsis und Tod, sind so gefürchtet, daß bei den behandelnden Ärzten und Schwestern als psychische Reaktion die Neigung zur Verdrängung und des Nicht-Wahrhaben-Wollens beobachtet werden kann.

Es ist kein Zufall, daß ein Dekubitalulkus Gegenstand von Verfahren vor dem Bundesgerichtshof war, in denen die Anforderungen an die Dokumentation von drohenden Gefahren und der ärztlichen Gegenmaßnahmen eine besondere Rolle spielten. In den verhandelten Fällen war nach Überzeugung des Gerichts im Krankenblatt unzulänglich dokumentiert worden, daß eine Dekubitusgefährdung bestanden hatte, wann der Dekubitus zum ersten Mal beobachtet und wann welche therapeutischen Maßnahmen getroffen worden waren (BGH, Az. VI ZR 215/84; BGH, Az. VI ZR 174/86).

Wenn es auch aus grundsätzlichen Erwägungen richtig ist, aus dem BGH-Urteil Konsequenzen für eine saubere Pflege- und Krankendokumentation abzuleiten, so darf das Motiv der „juristischen Konsequenz" nicht vorrangiger Motor für zukünftige Entwicklungen sein. Nicht die Beweislage vor Gericht ist das vitale Interesse des Patienten, sondern daß ein Dekubitalulkus sich entweder gar nicht entwickelt oder in einem frühen Stadium so effektiv behandelt wird, daß der unvermeidliche Schaden möglichst klein bleibt.

Mit dem Dekubitalulkus haben sich vorrangig geriatrische Kliniken forschend befaßt. Hervorzuheben ist in diesem Zusammenhang die Arbeitsgruppe um Seiler u. Stähelin am Basler Kantonsspital; die Bibliographie dieser Arbeitsgruppe ist insofern bemerkenswert und beispielgebend, als der Ausgangspunkt ihrer Arbeiten klinisch-theoretisch die Immobilität, die Wundflora und die Histochemie des Wundgrundes und der Wundumgebung waren. In den jüngeren Veröffentlichungen hat sich der Schwerpunkt praktisch-didaktisch auf die Prophylaxe und Frühbehandlung verlagert, und zwar unter den Bedingungen, die gemeinhin in den Krankenhäusern vorzufinden sind (Seiler u. Stähelin 1979, 1983, 1984, 1985a, b, 1986a, b).

Die vorliegende Studie soll mit dazu beitragen, daß die Angst der Therapeuten vor dem Dekubitalulkus abgebaut wird. Die eigenen Untersuchungen werfen ein Licht auf die gesamte Ursachenkette, deren Beginn in der Vorgeschichte vor der Bettlägerigkeit liegt; denn nur wer die ganze Ursachenkette kennt, kann seinen eigenen Teil der Verantwortung tragen und ist fähig, frühzeitig eine rationale Therapie anzuwenden.

Die Behandlung des Dekubitalulkus ist eine Gemeinschaftsaufgabe für Ärzte, Schwestern und Patienten.

– Die Aufgabe der Ärzte ist es, diagnostisch alle Faktoren zu ermitteln, die beim Dekubitalulkus wirken, und mit Beharrlichkeit ein klares und begründetes Therapiekonzept zu verfolgen, ohne der Polypragmasie zu verfallen. Zu beachten ist, daß das Dekubitalulkus nicht nur in der sichtbaren Wunde besteht, sondern daß der Patient in allen seinen Aspekten am Dekubitus erkrankt ist.
– In der Krankenpflege, die zunehmend als Prozeß (Brown 1968, Juchli 1988) verstanden wird, kommen Elemente zum Tragen, die aus der Kybernetik bekannt sind. Im Pflegeprozeß erfolgen, wenn man nicht in einer unverbindlichen Ganzheitlichkeit verharren will, die Pflegeschritte kontrolliert. Am Beispiel der Lagerung des Dekubituskranken wird zu zeigen sein, wie die Verfahrensschritte „Lagern, Messen, Korrigieren" die Qualität der Pflege sichern.
– Für Patienten gibt es Regeln der Lebensführung, die schon in gesunden Tagen beachtet sein wollen. Bewegungsarmut und eine qualitativ unzureichende Ernährung ohne ausreichende Eiweißzufuhr sind der Boden, auf dem das Dekubitalulkus entsteht.

2 Theoretische und praktische Vorbemerkungen

In der ICD 1979, 9. Rev., wird mit der Ziffer 707.0 das Dekubitalgeschwür klassifiziert. Dieser Begriff umfaßt einerseits das „Druckgeschwür durch Gipsverband" und andererseits den „ulzerösen Dekubitus (jeder Sitz)".

2.1 Definition

Das Dekubitalulkus ist kein unvorhersehbarer Schicksalsschlag; es entwickelt sich vielmehr bei Patienten, die lange Zeit *bekannte* Risikomerkmale getragen haben. Die Verteilung der Hautbezirke, an denen sich das Dekubitalulkus entwickelt, folgt ebenso wie die zeitliche Abfolge mehrfacher Dekubitalulzera einer typischen Regelhaftigkeit. Größe und Tiefe der Dekubitalulzera entscheiden über den Krankheitsverlauf.

Im folgenden wird aus pragmatischen Gründen, um vom Allgemeinen zu den speziellen Fragestellungen zu gelangen, die chronologische Folge umgekehrt. Nach der Definition werden Modellvorstellungen zur Theorie der Druckverteilung im Gewebe zur Diskussion gestellt. Anschließend werden die Prädilektionsstellen und zuletzt die Risikofaktoren besprochen.

Formal gehört das Dekubitalulkus zu den sekundär heilenden Wunden, die immer infiziert sind.

Das Dekubitalulkus entsteht infolge einer längere Zeit anhaltenden Druckeinwirkung auf die Haut, die so hoch ist, daß der Blutfluß in den Kapillaren zum Stillstand kommt. Dekubitusverursachend ist das Produkt von Zeit und Druck (Kosiak 1959). Es handelt sich um eine kompressivischämische Hautläsion (Seiler et al. 1980). Solange der äußere Druck niedriger als der Blutdruck in den Kapillaren ist, bleibt die Haut durchblutet, und es kann kein Dekubitalulkus entstehen.

Der Blutdruck in den Kapillaren beträgt nach Landis (1930) im arteriellen Schenkel 32 (21–48) mm Hg[1], im venösen Schenkel 12 (6–18) mm Hg. Die Messungen wurden in den Kapillaren des Nagelfalzes durchgeführt; dabei wurde die Hand der Versuchspersonen, um Störeffekte auszuschließen, in

---

[1] 1 mm Hg = 133,3 Pa.

Höhe des Herzens gelagert. Küchmeister (1953) hat aufgrund eines indirekten Meßverfahrens den mittleren Kapillardruck mit 27 mm Hg angegeben. Für gewöhnlich wird man davon ausgehen müssen, daß ein Gewebsareal nicht mehr ausreichend durchblutet wird, wenn eine äußere Druckeinwirkung den Grenzwert von 30 mm Hg übersteigt. Es besteht dann eine Ischämie. Im ischämischen Gewebe sinkt der O_2-Partialdruck auf den Wert 0 mm Hg (Seiler u. Stähelin 1983).

Ischämien werden von den verschiedenen Geweben des Körpers in Abhängigkeit von der Stoffwechselintensität unterschiedlich lange toleriert. Für die Haut wird die Ischämietoleranz auf eine Stunde geschätzt; diese Zeit wird durch eine Reihe von Faktoren modifiziert (Kosiak 1959, 1961):

1. Temperatur

Mit steigender Körpertemperatur erhöht sich der Stoffwechselumsatz und damit der Substratbedarf; mit dem Fieber steigt die Dekubitusgefahr. Ein lokaler Temperaturanstieg hingegen bewirkt eine Erhöhung des Kapillardrucks. Auf eine lokale Temperatursenkung sinkt der Kapillardruck vorübergehend ab; nach 3–5 min folgt reaktiv ein Anstieg des Kapillardrucks (Landis 1930).

2. Anämie und Hypovolämie

Beide Faktoren senken den Kapillardruck ebenso wie eine Herzinsuffizienz, weil es an der "vis a tergo" mangelt; damit sinkt der Grenzwert, bis zu welchem eine äußere Druckeinwirkung noch keine Ischämie verursacht.

3. Ödeme

Ödeme vergrößern die Diffusionsstrecke zwischen Kapillare und Zelle. Außerdem beansprucht der im ödematösen Gewebe herrschende Binnendruck einen Teil des Kapillardrucks; die Ischämietoleranz gegen eine äußere Druckbelastung ist um den Betrag des Gewebsdruckes vermindert.

Der Gewebsinnendruck der Haut wird nach Keller (1963) mit 75–170 mm Wassersäule bzw. 5–12 mm Hg veranschlagt (Haut des Oberschenkels beim gesunden Menschen).

Für Druckbelastungen, die den Kapillardruck übersteigen, ist in bezug auf die Ischämietoleranz eine umgekehrt proportionale Beziehung von Druck und Einwirkungszeit tierexperimentell nachgewiesen worden (Kosiak 1959, 1961). Aus der Abb. 1, die die Ergebnisse der Tierversuche von Kosiak (1959) zusammenfaßt, geht folgende mathematische Beziehung hervor:

$$p \cdot t = \text{const.} \tag{1}$$

(p Druck, gemessen in mm Hg; t Zeit, gemessen in h)

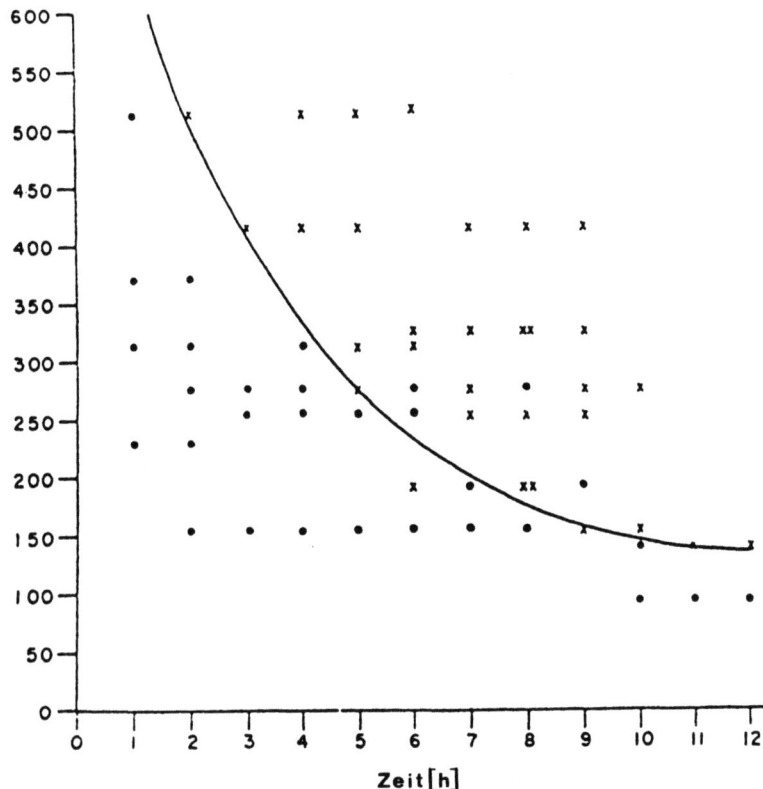

Abb. 1. Tierexperimentelle Untersuchung zur Entstehung eines Druckgeschwürs. Die Faktoren Druck und Zeit stehen in einem umgekehrt proportionalen Verhältnis zueinander (62 Untersuchungen an 16 Hunden; × Druckgeschwür, · kein Druckgeschwür). (Nach Kosiak 1959)

Der Betrag der Konstante "const." im Tierversuch an gesunden Hunden beläuft sich auf den Wert 1400 (mmHg · h). Ob dieser Wert auf die Verhältnisse beim Menschen übertragen werden kann, muß bezweifelt werden. Bei den Versuchstieren wurde eine Druckbelastung von 200 mmHg über 7 h toleriert. Dem steht der Befund von Seiler u. Stähelin (1986) gegenüber, daß beim Menschen eine akute Dekubitusgefährdung besteht, wenn die Zahl der Spontanbewegungen im Schlaf auf 3 pro h abgesunken ist. Sicher ist, daß bei Kranken in der klinischen und häuslichen Pflege die Ischämietoleranz infolge der begleitenden Krankheiten eingeschränkt ist. Kosiak (1959, 1961) betont ausdrücklich, daß auch verhältnismäßig niedrige Druckbelastungen schwere Folgen haben, wenn sie nur genügend lange auf die Haut einwirken.

Im Licht der Experimente von Kosiak (1959, 1961) wurde bisher die Ischämietoleranz nur unter dem Gesichtspunkt einer singulären Druckbelastung betrachtet. Die Praxis ist hingegen durch einen Wechsel von Belastung und Entlastung gekennzeichnet. Daher muß die Frage: Wie lange darf die Haut mit Druck belastet werden?, durch eine zweite Fragestellung ergänzt werden: Wie lange benötigt die druckbelastete Haut zu ihrer Erholung? Fundierte Aussagen zur Erholungszeit fehlen; sie zu erarbeiten ist eine noch ungelöste Zukunftsaufgabe.

Es liegt auf der Hand, daß die Lagerung dann zu einem unlösbaren Problem wird, wenn zur Erholung von der Druckbelastung mehr Zeit benötigt wird, als es der Druckbelastung entspricht. In der Klinik ist eine derartige Situation gegeben, wenn im Endstadium der Dekubituserkrankung der Patient „an allen Stellen aufgeht".

Einen experimentellen Einstieg in den Komplex der Erholungszeit ist in den Lagerungsversuchen auf der Wechseldruckmatratze von Neander u. Birkenfeld (1990) zu sehen. Bei diesen Versuchen wurde gezeigt, daß der O_2-Partialdruck in der Haut nach einigen Phasen der Be- und Entlastung in der Druckentlastungsphase nicht mehr ansteigt, sofern Kranke untersucht wurden; bei ihnen bricht die O_2-Regulation zusammen. Gesunde, junge Versuchspersonen verfügen hingegen über eine intakte Anpassungsfähigkeit und reagieren über lange Zeit auf jede Druckentlastung mit einem Anstieg des O_2-Partialdrucks.

Bei diesen Versuchen wurde gezeigt, daß bei Kranken mit einer eingeschränkten Anpassungsfähigkeit die O_2-Regulation im Gewebe zusammenbrechen kann. Nach einigen Wechseln von Druckbelastung und -entlastung steigt der O_2-Partialdruck in der Haut während der Entlastungsphase nicht mehr an, sondern bleibt bei 0 mmHg.

Besondere Beachtung verdienen die Zeitrelationen zwischen einer dekubitogenen Hautbelastung und dem ersten Auftreten von sichtbaren Nekrosezeichen. Kosiak (1961) beschreibt eine Latenzzeit von einem Tag. Bis sich das Vollbild des Druckulkus mit Hautulzeration und Gewebsnekrose entwickelt hat, vergehen 2–4 Tage. Die Latenzzeit zwischen der Druckbelastung und dem Auftreten von Nekrosen haben Neander u. Birkenfeld (1990) die Frage aufwerfen lassen: „Kann ein Dekubitus bereits im Operationssaal entstehen?" – Diese Frage muß bejaht werden. **Aus den Zeitrelationen ergibt sich, daß eine Lagerung nicht erst nach den klinischen Folgen, sondern sofort kontrolliert werden muß; andernfalls kommen Korrekturen zu spät.**

Die Geometrie der Druckverteilung auf der Haut haben Lindan et al. (1965) bei Versuchspersonen mit unterschiedlichem Körpergewicht bei verschiedenen Lagerungen untersucht. Sie benutzten ein Bett mit einer Vielzahl von Federstiften, die als Druckaufnehmer dienten (Abb. 2a, b). Ähn-

lich wie bei einer Wetterkarte konnten zwischen Orten mit gleicher Druckbelastung Isobarenlinien gezogen werden. Dabei wurde gezeigt:
1. Die Druckverteilung ist in der Bauchlage gleichmäßiger als in Rückenlage.
2. In Rückenlage ist die höchste Druckbelastung über dem Gesäß (50 mm Hg) und an den Fersen. Im Sitzen wird die höchste Druckbelastung über den Sitzbeinhöckern gemessen.
3. Übergewichtigkeit hat eine gleichmäßigere Druckverteilung zur Folge. Die höchsten Druckspitzen werden bei abgemagerten Patienten über den Knochenvorsprüngen gefunden. Die Dekubitusgefährdung ist daher bei Untergewichtigen höher als bei den Übergewichtigen.

Die mit den Isobarenlinien umrissenen Druckzonen auf der Haut zeigen die Berührungsgebiete, in welchen der Körper elastisch verformt wird. Üblicherweise sind derartige Berührungsgebiete elliptisch geformt.

Offensichtlich ist, daß der Druck am Rand der Berührungsellipse den Wert 0 mmHg hat. Der Druck nimmt zum Zentrum hin zu, bis zum 1,5fachen des durchschnittlichen Druckwertes der Berührungsellipse (Landau u. Lifschitz 1989).

Am liegenden menschlichen Körper gibt es mehrere Berührungsgebiete, entsprechend der Massenverteilung und der Beweglichkeit von Wirbelsäule und Hüftgelenken: Kopf, Rumpf, Becken, Fersen. Auch die Druckulzera haben üblicherweise eine elliptische Begrenzung. Dabei weist das Sakraldekubitus insofern eine Besonderheit auf, als sich hier 2 Berührungsellipsen überlappen. Der Grund hierfür liegt in der anatomischen Lage der Crista iliaca posterior zum Kreuzbein.

Die geometrische Struktur der Isobarenlinien ist beeindruckend. Die absoluten Beträge der Meßwerte müssen jedoch im Zusammenhang mit den mechanischen Eigenschaften der Federstifte, die als Druckaufnehmer dienten, gesehen und gewertet werden. Kosiak et al. (1958) haben Druckmessungen beim Sitzenden durchgeführt, indem sie ihre Versuchspersonen auf Stühlen mit verschiedenen Oberflächen (gepolstert – ungepolstert, flach – anatomisch geformt) positioniert haben. Dabei wurden erwartungsgemäß die höchsten Druckwerte über den Sitzbeinhöckern gefunden. Bestand der Sitz aus einer flachen Holzplatte, betrug die Druckspitze im Mittel 340 mm Hg; auf einem 2 cm dicken Polster betrug das Druckmaximum nur noch 150 mm Hg; durch die Polsterung war eine Senkung der Druckbelastung auf etwa die Hälfte zu erzielen. Dieser Wert liegt immer noch erheblich über dem Blutdruck in den Kapillaren; aber dieser etwa auf die Hälfte reduzierte Druck wird längere Zeit ohne Schaden vertragen. Die Reduktion des Druckes wurde dadurch erzielt, daß das Körpergewicht mit Hilfe der Polsterung auf die doppelte Fläche verteilt wurde. Die Vergrößerung der Fläche zur Drucksenkung ist besonders effektiv, weil sich die Fläche mit dem Quadrat des Durchmessers verändert. So sinkt der Druckwert auf ein Viertel, wenn der Durchmesser der Aufliegefläche verdoppelt wird. Im Falle der 2 cm dicken Polsterung ist der Durchmesser um den Wert $\sqrt{2}$, also um etwa das 1,4fache, vergrößert worden.

2.2 Modellvorstellungen zur Theorie der Druckverteilung im Gewebe

Das Dekubitalulkus unterscheidet sich von sekundär heilenden Hautdefekten anderer Genese dadurch, daß vitale Haut von nekrotischem Gewebe unterminiert ist. Das luetische Geschwür beispielsweise ist zylinderförmig ausgestanzt. Die Unterminierung der Haut beim Dekubitalulkus muß auf die Druckverteilung im Gewebe zurückgeführt werden. Der Verlauf der Isobaren in der Tiefe des Gewebes wird durch das komplexe Wechselspiel physikalischer Kräfte mit den Strukturen des Gewebes bestimmt. Nach Kosiak (1959) bilden die kollagenen Fasern im Gewebe ein Netz von Schlingen und Aufhängungen, in denen der Druck aufgefangen und verteilt wird. Es ist unmöglich, dieses Netz von Schlingen und Aufhängungen bis in seine Verästelungen und gegenseitigen Wirkabhängigkeiten zu beschreiben; dennoch sind einige Aussagen zu der Frage möglich, wie der Druck sich in der Gewebstiefe verteilt.

Was das Zentrum der Druckbelastung betrifft, scheint die Antwort einfach. Es gilt das Newton-Prinzip, daß bei einem ruhenden Körper alle wirksamen Kräfte sich die Waage halten, indem sie sich gegenseitig aufheben: Der Summenvektor der Kräfte ist ein Nullvektor.

Allerdings bedeutet ein Gleichgewicht der Kräfte, daß nur dann überall gleiche Drücke herrschen, wenn die zugehörigen Flächen gleichgroß sind. Dies folgt zwingend aus der Definition des Druckes:

$$p = \frac{\text{Kraft}}{\text{Fläche}} \qquad (2)$$

Für die Verhältnisse beim Menschen folgt, daß im Zentrum der Druckbelastung nur dann in allen Gewebsschichten gleiche Drücke herrschen würden, wenn die Fläche der druckbelasteten Haut genauso groß wie das knöcherne Widerlager ist. Dies ist bekanntlich nicht überall der Fall.

Abb. 2a, b. Druckverteilung im Liegen und Sitzen, **a** Vergleich zwischen der Druckverteilung bei einem übergewichtigen Mann (150 kg; *links*) und einer untergewichtigen Frau (45 kg; *rechts*). Die Werte der Isobaren sind in mmHg angegeben. Die Dekubitusgefährdung ist bei der Frau größer als beim Mann, weil bei der Frau über den Prädilektionsstellen besonders hohe Druckspitzen gemessen werden. Beim Übergewichtigen wird der Druck gleichmäßiger verteilt. **b** Druckverteilung im Sitzen, wobei links die Beine frei hängen und rechts die Füße auf einer Wippe mit einem Kontergewicht von 12,5 kg ruhen. (Nach Lindan et al. 1965)

10
30
50
a
10 CM
10
30
50
10
20
40
60
10
20
40
60
b
10
20
40
60
80
100
80
10 cm

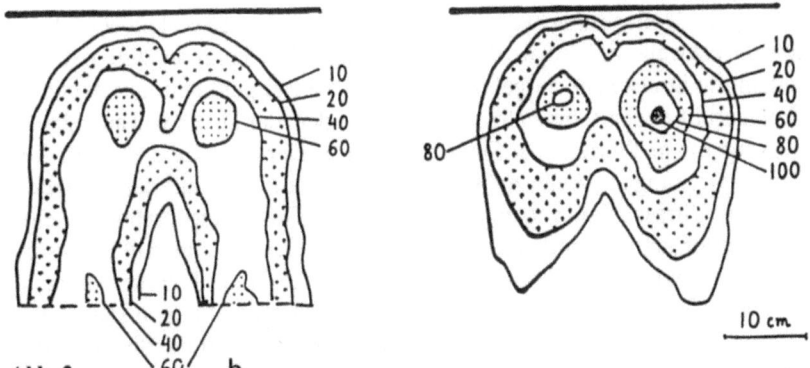

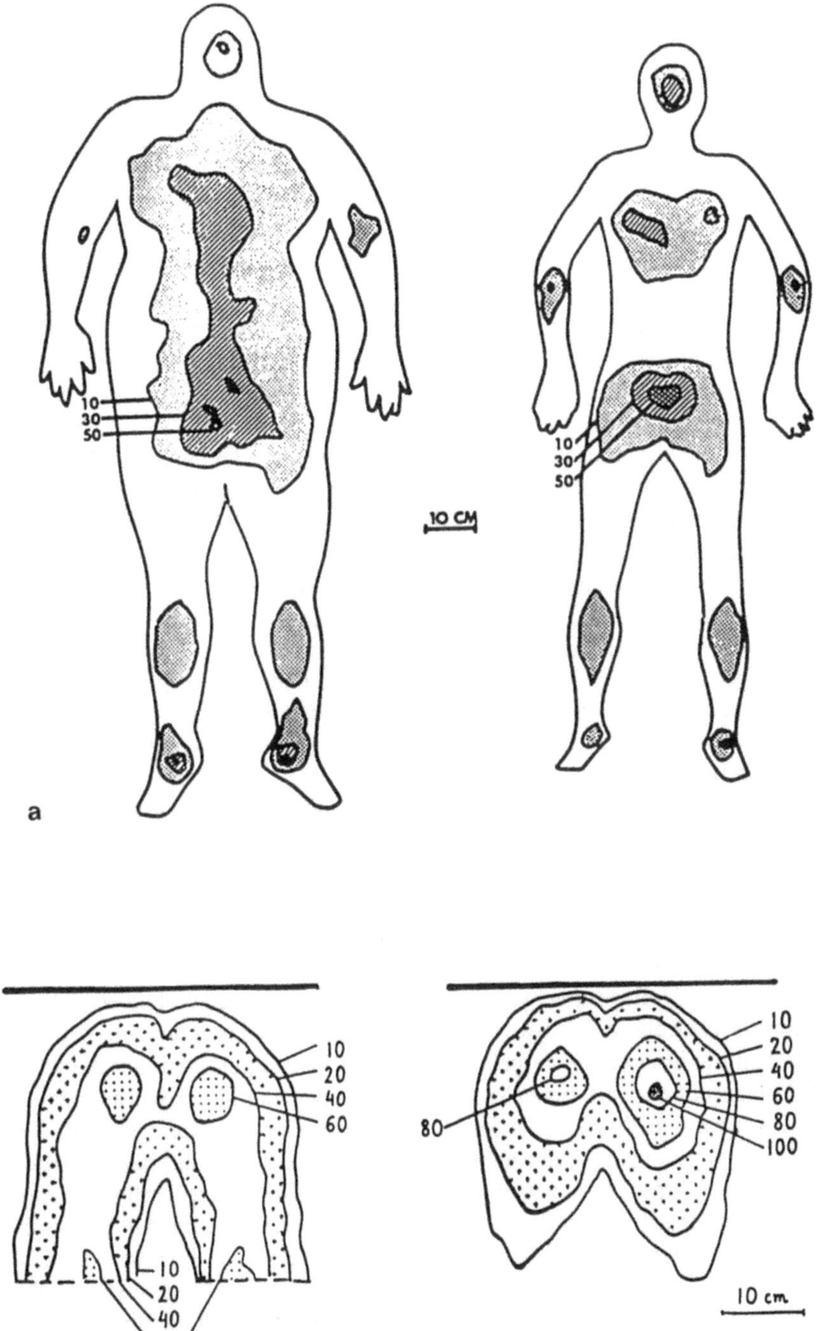

Abb. 2

An Knochenvorsprüngen mit einer konvexen Oberfläche nimmt der Druck von der Oberfläche zur Tiefe hin zu. Dies haben Messungen der Arbeitsgruppe von Le et al. (1984) erwiesen. Konvexe Knochenvorsprünge finden sich an allen Prädilektionsstellen des Dekubitalulkus; von besonderer Bedeutung sind der Trochanter major, die Fersen sowie die Spinae iliacae posteriores beim Liegenden und die Sitzbeinhöcker beim Sitzenden.

Am Beispiel der Sitzbeinhöcker haben Gadomski u. Raichura (1978) gezeigt, daß der Druckanstieg mit dem Quadrat der Gewebstiefe zunimmt bzw. zur Haut hin abnimmt, je nachdem in welche Richtung der Druckvektor gezeichnet wird.

Ein besonderes Interesse für die Dekubitusprophylaxe dürfen konkave Skelettkonturen beanspruchen. Hier kann man sicher sein, daß in der Gewebstiefe niedrigere Drücke herrschen als an der Körperoberfläche. Eine solche konkave Skelettkontur findet sich seitlich der Dornfortsätze, dort wo sich die Rückenstreckmuskulatur befindet. Hier hat das knöcherne Widerlager eine wesentlich größere Fläche als die zugehörige Haut. Genutzt wird dieses Gebiet seitlich der Dornfortsätze bei der 30°-Schräglagerung nach Seiler u. Stähelin (1983).

In diesem Zusammenhang muß auf den besonderen druckverteilenden Effekt der Muskulatur hingewiesen werden. Kosiak (1959) hat zeigen können, daß von einer Druckapplikation annähernd 58% das subkutane Fettgewebe, aber nur 38% das Muskelgewebe in einer Gewebstiefe von 1 cm durchdringen. Zu den anatomischen Gegebenheiten treten also strukturelle Besonderheiten hinzu, die sich in elastischen Gewebseigenschaften manifestieren.

Mit den bisher vorgetragenen Befunden ist die Frage nach den physikalischen Ursachen der taschenförmigen Gewebsnekrosen noch nicht beantwortet; daher sollen im folgenden weitere theoretische Überlegungen zur Druckverteilung im Gewebe hinzugefügt werden, die sich auf die Theorie elastischer Körper stützen und Material aus der Akustik zur Veranschaulichung heranziehen (Brekhovskikh 1980, Landau u. Lifschitz 1989).

Bei jeder Umlagerung, wenn der Druck im Gewebe neu verteilt wird, tritt eine Druckwelle auf; sogar die Umlagerung selbst kann als eine extrem gedämpfte Druckwelle aufgefaßt werden. Vom Zeitpunkt an, mit dem die Umlagerung beginnt, bis zu dem Moment, zu dem der Druck voll aufgebaut ist, vergeht ein Viertel einer Sinusschwingung. Der besondere Vorteil, die Druckverteilung als Welle zu betrachten, liegt darin, daß mit der Entwicklung der Ultraschalldiagnostik die akustischen Gewebseigenschaften sehr genau untersucht worden sind. Die zugehörigen Gesetze sind mathematisch formuliert und die erforderlichen Daten erarbeitet. Hinzu kommt, daß man zu jedem Zeitpunkt den Weg, den eine Welle nimmt, bestimmen kann, egal ob sie gebrochen, aufgespalten oder reflektiert wird und unabhängig von anderen Wellen, die sie vielleicht überlagern.

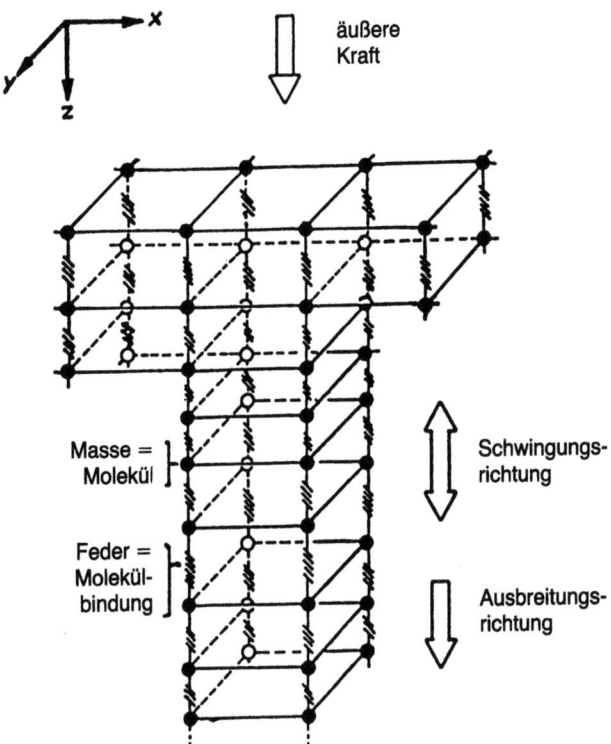

Abb. 3. Ausbreitung der Longitudinalwelle am Beispiel eines Feder-Masse-Modells. (Nach Wessels u. Weber 1983)

In der Elastizitätstheorie und in der Akustik wird das Gewebe als elastisches Feder-Masse-Modell betrachtet (Abb. 3), in welchem Bewegungsenergie in Form von Druckwellen auf benachbarte schwingungsfähige Massen übertragen wird. Der Druck pflanzt sich in longitudinalen Wellen im Gewebe fort. Die Longitudinalwellen werden von den Transversalwellen überlagert, die den Scherkräften entsprechen. Die Intensität der Druckwelle ist von der Gewebsdichte und dem Grad der Auslenkung von Masseteilchen aus der Ruhelage sowie von der Ausbreitungsgeschwindigkeit abhängig; es gilt folgende Beziehung:

$$I = \tfrac{1}{2} \cdot \varrho \cdot c \cdot V^2 \tag{3}$$

(I Druck-/Schallintensität; ϱ Gewebsdichte; c Schallausbreitungsgeschwindigkeit; V Schallschnelle, Ablenkung der Masseteilchen aus der Ruhelage, Maximum der Druckkompression)

Der Faktor ϱ · c wird als Wellenwiderstand Z bezeichnet; er ist eine Gewebskonstante und entscheidet darüber, wie die Druckenergie bzw. Schallenergie beim Übergang von einem Gewebe zum anderen verteilt wird. Für Fettgewebe beträgt der Wert des Wellenwiderstandes $1{,}42 \cdot 10^5$ g/cm²s, für Muskelgewebe $1{,}63 \cdot 10^5$ g/cm²s (Wessels u. Weber 1983).

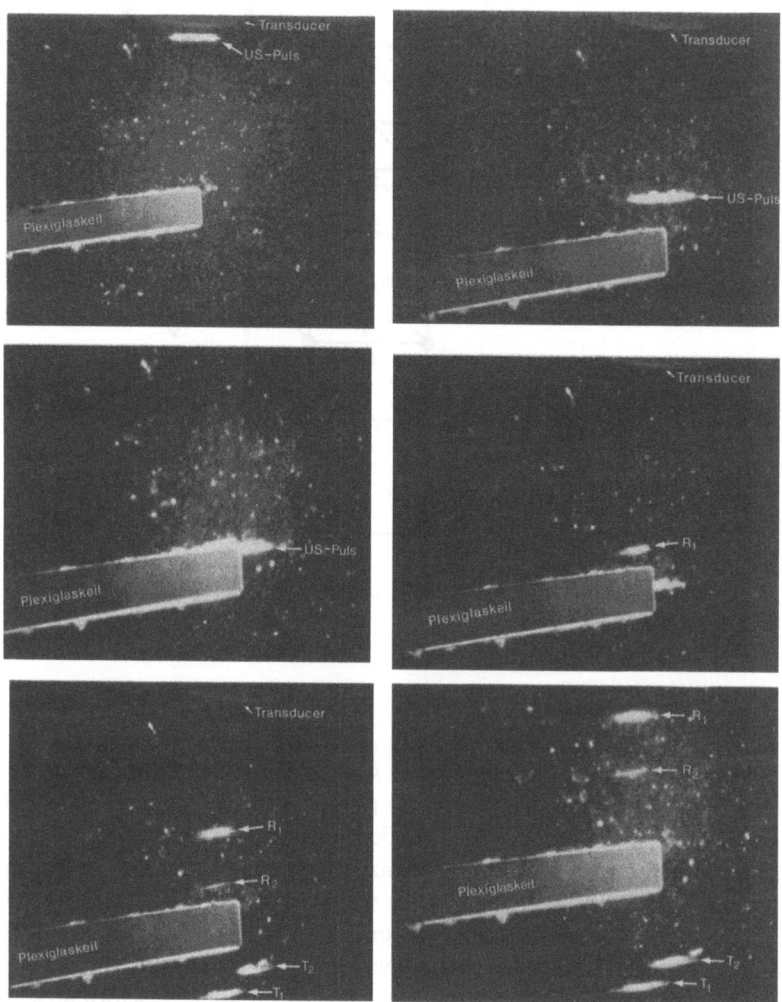

Abb. 4a–f. Schlierenoptische Aufnahme eines Ultraschallimpulses, **a** und **b** vor dem Auftreffen auf einen Plexiglaskeil, **c** beim Auftreffen auf einen Plexiglaskeil, **d** erster reflektierter Puls (R_1) bewegt sich Richtung Transducer, **e** und **f** die transmittierten Pulse T_1 und T_2 bewegen sich vom Transducer weiter weg, die beiden „Echos" R_1 und R_2 der beiden Grenzflächen Plexiglas/Wasser weiter auf den Transducer zu. (Nach Schneekloth et al. 1983)

Druckwellen aller Art werden an den Grenzflächen zwischen 2 Geweben mannigfaltig verändert. Folgende Phänomene werden beobachtet und lassen sich mit Hilfe der theoretischen Physik quantifizieren:
Brechung, Reflexion, Transmission und Übergang von der Longitudinalwelle zur Transversalwelle und umgekehrt.

Von diesen verschiedenen Umformungen der Druckwelle an einer Grenzfläche soll im Rahmen dieser Abhandlung auf die Transmission und Reflexion eingegangen werden, weil diese mit der Ultraschalldiagnostik unmittelbar bildhaft dargestellt werden können (vgl. Abb. 5a, b).

An der Grenzfläche zwischen einem Gewebe 1 und einem Gewebe 2 tritt eine sprunghafte Änderung der Gewebsdichte ϱ_1 zu ϱ_2, der Schallgeschwindigkeit c_1 zu c_2 des Wellenwiderstandes Z_1 zu Z_2 auf. Wenn eine Druck- bzw. Schallwelle senkrecht auf eine Grenzfläche trifft, so gibt der Reflexionsfaktor R an, welcher Anteil der Welle reflektiert wird. Er errechnet sich aus den Wellenwiderständen Z_1 und Z_2 der aneinandergrenzenden Gewebe 1 und 2 nach der Formel:

$$R = \frac{Z_2 - Z_1}{Z_2 + Z_1}, \text{ wobei } Z = \varrho \cdot c \qquad (4)$$

Der Transmissionsfaktor D wird nach der Formel

$$D = \sqrt{1 - R^2} = \sqrt{\frac{4 \cdot Z_1 \cdot Z_2}{(Z_1 + Z_2)^2}} \qquad (5)$$

errechnet.

Für beliebige Winkel zwischen dem Vektor der äußeren Druckeinwirkung und einer Grenzfläche zwischen 2 Geweben gilt für den Reflexionsfaktor R:

$$R = \left(\frac{Z_2 \cdot \cos\alpha_1 - Z_1 \cdot \cos\alpha_2}{Z_2 \cdot \cos\alpha_1 + Z_1 \cdot \cos\alpha_2}\right)^2, \qquad (6)$$

wobei $Z = \varrho \cdot c$, α_1 der Winkel des Vektors zu Gewebe 1, α_2 der Winkel des Vektors zu Gewebe 2 ist, und für den Transmissionsfaktor D:

$$D = \frac{4 \cdot Z_1 \cdot Z_2 \cdot \cos\alpha_1 \cdot \cos\alpha_2}{(Z_2 \cdot \cos\alpha_1 \cdot Z_1 \cdot \cos\alpha_2)^2} \qquad (7)$$

(Wessels u. Weber 1983).

Wenn man die Formeln mit den Werten berechnet, die für die Wellenwiderstände bei menschlichen Geweben bekannt sind, ergibt sich:
1. An den Knochen findet eine weitgehende Reflexion der Druckwelle statt. Dieses Ergebnis läßt sich mit Bildern aus der Ultraschalldiagnostik belegen und stimmt mit den klinischen Beobachtungen überein: Das

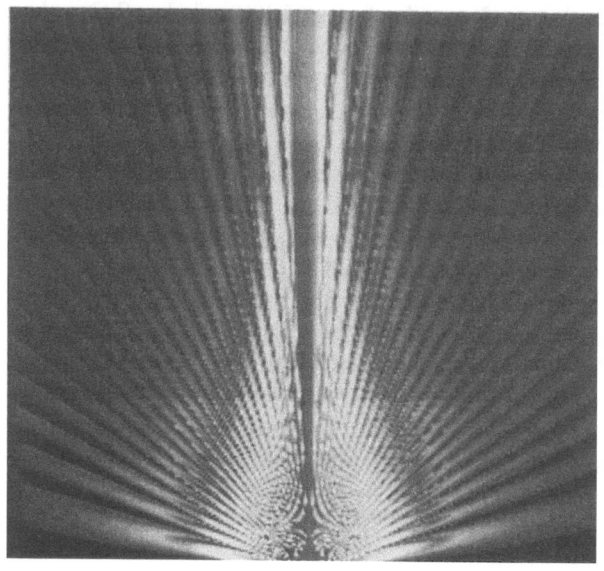

a

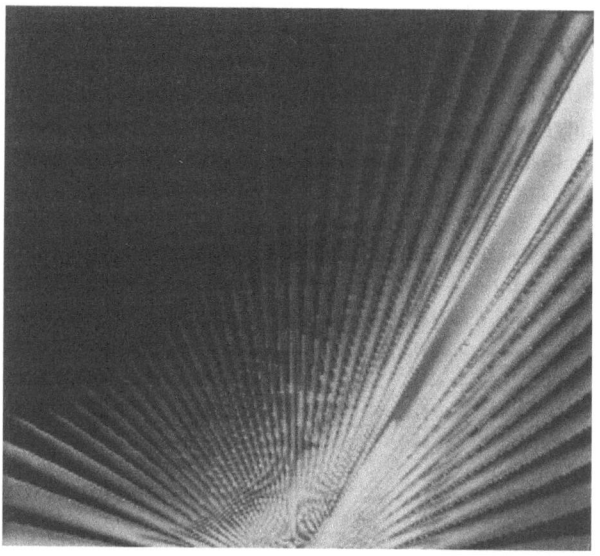

b

Abb. 5a, b. Wellenfeld eines rechteckförmigen Phased-Array-Transducers im monochromatischen Betrieb bei 2,0 MHz; neben der Hauptstrahlrichtung sind die Nebenkeulen deutlich zu sehen; **a** Hauptkeule in Geradeausrichtung, **b** Hauptkeule nach rechts abgelenkt. (Nach Schneekloth et al. 1983)

Dekubitalulkus findet am Knochen seine Grenze. Daß bei einer Kompression der Knochenhaut konsekutiv auch die Ernährung des Knochens gestört wird, ist in diesem Zusammenhang von sekundärer Bedeutung. Aus dem Umstand, daß eine Schall- bzw. Druckwelle an der Knochengrenze total reflektiert wird, ergibt sich, daß im Zentrum der Druckwirkung nicht zu unterscheiden ist, ob der Druckvektor von der Haut zum Knochen oder umgekehrt ausgerichtet ist. Was Druck und Gegendruck betrifft, ist also das aus der Akustik entlehnte Modell stimmig.

2. Das Ausmaß der Reflexion der Druckwelle an den Grenzschichten wird durch den Winkel zum Druckvektor bestimmt. Liegen Grenzflächen schräg zum Druckvektor oder kommen zur Druckeinwirkung noch Scherkräfte hinzu, dann wird der Verlauf der Isobaren beträchtlich verzerrt, mit der Folge, daß sich beim Patienten nekrotische Taschen bilden.

Der experimentelle Befund von Kosiak (1959), daß von einer Druckapplikation annähernd 58% das subkutane Bindegewebe und 38% das Muskelgewebe in einer Gewebstiefe von 1 cm durchdringen, läßt sich im mathematischen Modell nachvollziehen.

Die Wirkung von Scherkräften, auf die Bennett et al. (1979) hingewiesen haben, ist erheblicher als bisher angenommen worden ist, weil sie die Isobaren verzerren und asymmetrische nekrotische Taschen verursachen.

In einen weiteren Schritt zur Analyse der Isobaren im Gewebe muß die Ausdehnung und Ausrichtung der kollagenen Fasern beachtet werden. Das Feder-Masse-Modell berücksichtigt zwar die unterschiedliche Dichte der verschiedenen Gewebsarten, vernachlässigt aber die Besonderheiten der Verknüpfung der Massepunkte. Von der besonderen Gewebstextur hängt es beispielsweise ab, daß die Ferse der Druckbelastung von der Sohle her sehr gut, von der Hacke her jedoch schlecht gewachsen ist. Ein mathematisches Modell zu entwickeln, welches auch diesen Aspekt berücksichtigt, ist eine Aufgabe für die Zukunft.

Im Ultraschallschnittbild können die reflektierenden Schichten der Haut bildlich dargestellt werden. In der Abb. 6a, b erkennt man Zonen unterschiedlicher Schallreflexion. Eine nahezu vollständige Schallreflexion kennzeichnet den Knochen. Die Brechung der Druckimpulse an den Grenzflächen ist aus methodischen Gründen im Ultraschall-B-Scan nicht darstellbar.

Deutlich ist die Schichtung der Haut und des Unterhautgewebes zu erkennen. Das Corium ist reflexreich. Beim Übergang in das lockere subkutane Bindegewebe nehmen die Reflexionen ab, was dazu führt, daß das Bild dunkler wird. Von den Gesetzen der Brechung von Wellen ist bekannt, daß am Übergang von einem dichten zu einem dünnen Medium der Austrittswinkel einer Druckwelle größer als der Eintrittswinkel ist. Die Fläche, auf die sich ein Druckimpuls auswirkt, wird dadurch größer.

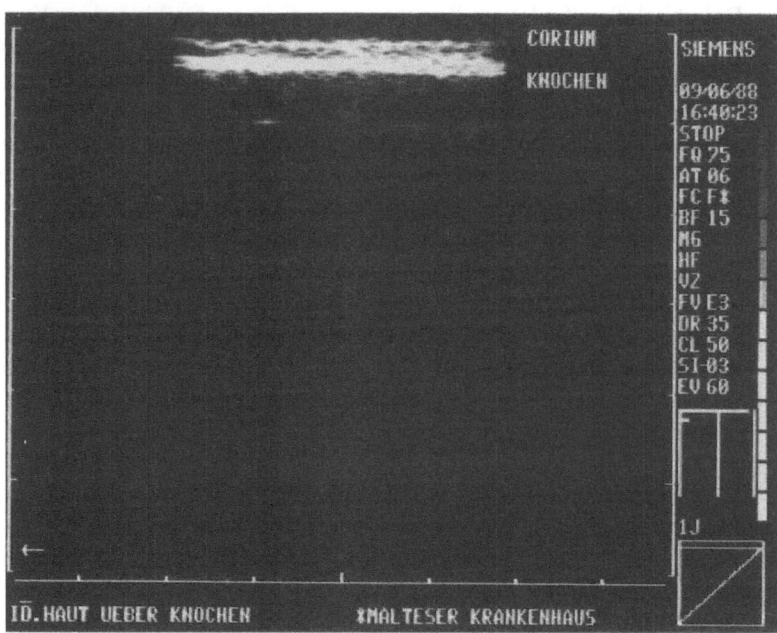

a

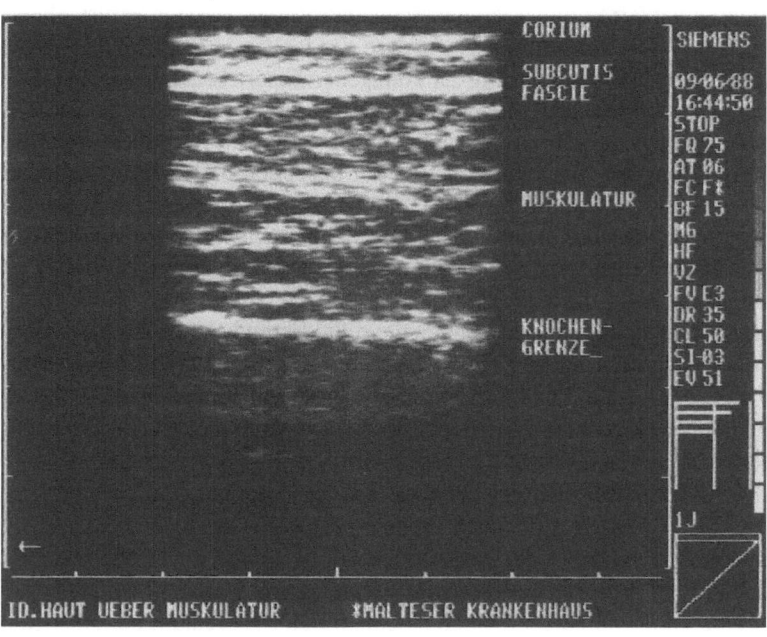

b
Abb. 6

Die Brechung von Druckimpulsen an den Grenzflächen wirkt sich in 2facher Weise aus:
1. Bei Druckwirkungen, die geringfügig über den pathologischen Grenzen liegen, bleibt die pathologische Druckwirkung auf die Oberfläche begrenzt, weil in der Tiefe die zugehörige Fläche so groß ist, daß der Gewebsdruck niedriger als der Kapillardruck ist.
2. Bei Druckwirkungen, die erheblich über den pathologischen Grenzen liegen, ist das Gebiet mit pathologischen Druckwerten weit größer als die druckbelastete Hautoberfläche.

In diesem Zusammenhang muß auf die besondere Bedeutung des Corium hingewiesen werden, welches die Grenze zwischen oberflächlichen und tiefreichenden Dekubitalulzera bildet.

Die Darstellung von theoretischen Modellen und Überlegungen zur Druckverteilung im Gewebe wäre unvollständig, wenn die Lage der Blutgefäße in diesem Druckfeld unberücksichtigt bliebe. Denn es ist die Frage zu beantworten, wie die vitalen Hautbezirke über Gewebsnekrosen mit Blut versorgt werden.

Subkutane Gefäße werden in Bindegewebssepten zur Kutis geführt. In besonders belasteten Hautregionen sind diese Bindegewebssepten druckgeschützt zwischen Fettzellen gelagert, wie z.B. bei der Ferse.

Das Corium enthält 2 Gefäßnetze. An der Grenze zur Subkutis liegt das kutane Arterien- und Venennetz. Von den kutanen Arterien steigen schräg zu Hautoberfläche Arterien auf, die in ein zweites, subpapilläres Arteriennetz münden. Endarterien sind erst die haarnadelförmigen Kapillarschlingen, die vom subpapillären Gefäßnetz an die Hautpapillen aufsteigen und die Epidermis versorgen (Abb. 7). Die Venennetze, ein peripheres subpapilläres und ein kutanes, liegen parallel zu den Arteriennetzen (Macher 1964). **Die netzförmige Anordnung der Blutgefäße und deren Schichtung sichern die Blutversorgung der Haut, auch wenn sie von schweren Substanzdefekten unterminiert ist.**

Im Muskelgewebe sind die Blutgefäße so zwischen den Muskelfasern angeordnet, daß unter den Bedingungen eines normalen Muskeltonus die Blutversorgung gesichert ist.

Abb. 6a, b. Sonographische Darstellung von Haut, Unterhautfettgewebe und Muskelgewebe bis zur Knochengrenze. **a** Schienbeinkante: Das Unterhautgewebe zwischen Corium und Knochen ist äußerst dünn. Eine nennenswerte Druckausbreitung ist hier nicht möglich. **b** Rückenpartie, 3 cm paralumbal: Unter dem Corium und unter dem Unterhautfettgewebe finden sich Muskelschichten mit reich differenzierter Echostruktur von Grenzflächen, an denen Druckpulse reflektiert, transmittiert und gebrochen werden

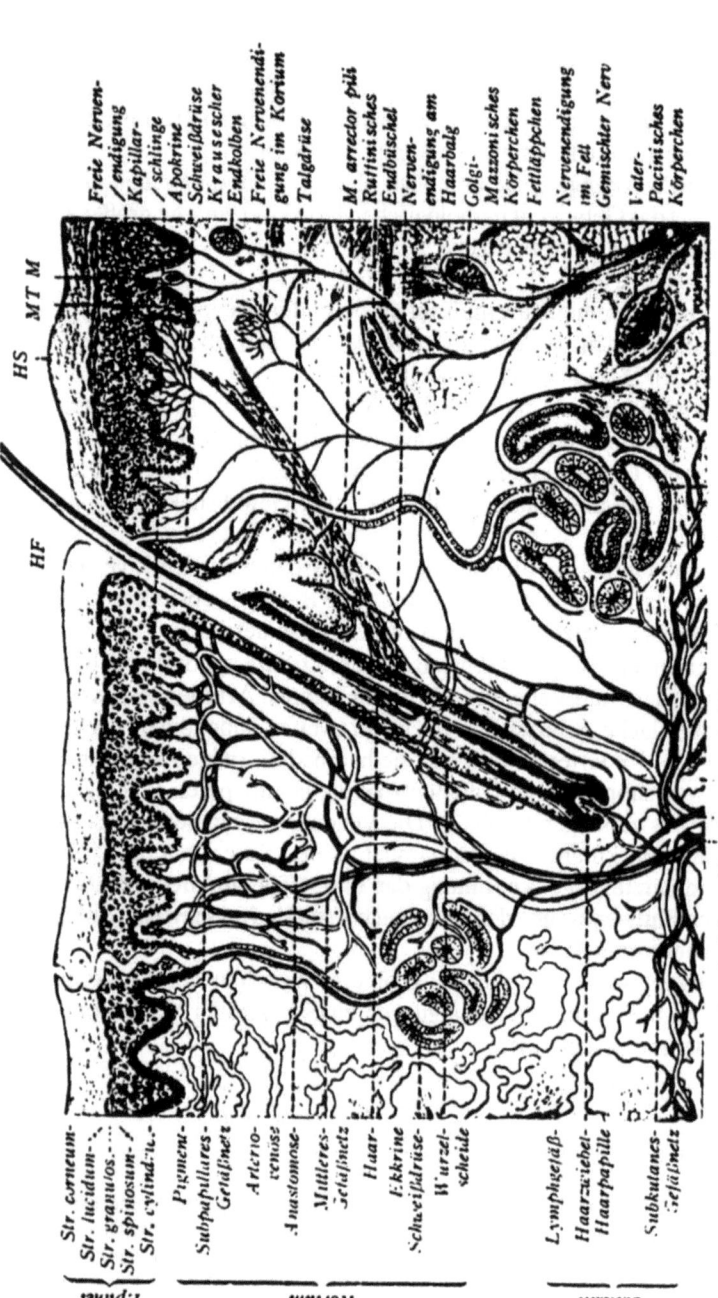

Abb. 7. Schematischer Querschnitt der menschlichen Haut; *links* Lymphgefäß-, *Mitte* Blutgefäß-, *rechts* Nervenverzweigung, *HF* Haarfollikel, *HS* Haarscheibe, *MT* Merkel-Tastscheiben, *M* Meißner-Tastkörperchen. (Aus Waldeyer 1972)

2.3 Stadieneinteilung

Die Stadieneinteilung in der Literatur ist nicht einheitlich. Es ist aber zu fordern, daß die Stadieneinteilung davon ausgeht, daß das Dekubitalulkus die Folge einer pathologischen Druckbelastung ist, die sich auf die Blutversorgung des betroffenen Gewebes auswirkt. Also sind die Druckverteilung und die Gefäßarchitektur die bestimmenden Elemente der Stadieneinteilung. Ergänzt wird die Stadieneinteilung durch eine chronologische Gliederung in Phasen, die mit der Druckläsion beginnen und über die Entwicklung der Nekrose schließlich mit der Heilung enden.

Wenn man die in der Literatur veröffentlichten Stadieneinteilungen betrachtet, so findet man als Leitlinie die Pathophysiologie der Entzündung (Isiadinso 1979), den phänomenologischen Schichtenaufbau der Haut (Reddy 1983) und den didaktischen Bezug der Hautpflege (Schröder 1990).

Stadieneinteilung des Dekubitalulkus nach Isiadinso (1979):

Stadium 1: Reversible Hyperämie
Das Erythem kann durch Fingerdruck beseitigt werden. Pathophysiologisch besteht eine Störung der Lymphdrainage.

Stadium 2: Irreversible Hyperämie
Das Erythem kann durch Fingerdruck nicht beseitigt werden. Pathophysiologisch bestehen Kapillarschäden.

Stadium 3: Blasen- und Schorfbildung
Pathophysiologisch verursacht die Gewebsnekrose eine entzündliche Reaktion mit einer Demarkation zwischen gesundem und nekrotischem Gewebe.

Stadium 4: Ulkusbildung
Gewebsenzyme lösen den Schorf ab, und es entwickelt sich schichtweise das Ulkus.

Stadium 5: Infektion des Dekubitalgeschwürs
Verursacht durch abgestorbenes Gewebe, Fremdkörper, Kot oder Urin.

Bei der Einteilung von Reddy (1983) fehlt das Stadium 1 von Isiadinso (1979), Stadium 4 und 5 werden zusammengefaßt und nach der Gewebstiefe differenziert (Einteilung nach Reddy 1983):

Grad I: reaktive Hyperämie der Haut über 24 h,
Grad II: Blasen- und Schorfbildung,
Grad III: Ulzeration von Haut und subkutanem Fettgewebe,
Grad IV: Ulzeration bis in die Muskulatur,
Grad V: Tiefe Ulzeration bis an den Knochen bzw. das Gelenk.

Schröder (1990) schaltet der Stadieneinteilung ein Vorstadium mit der Bezeichnung „Intertrigo" vor:

Intertrigo: Intertrigo oder Wundsein, im Volksmund „Wolf" genannt, bezeichnet eine Vorstufe des Druckgeschwürs. Durch die Ansammlung von Feuchtigkeit (Urin, Schweiß, Stuhl), häufig in Verbindung mit krümeligen Substanzen (Puderreste, eingetrocknete Salbenreste), kommt es vornehmlich in Hautfalten zu Rötung, Pustelbildung oder Fissuren. Diese Symptome gehen oft in einen Dekubitus über.

Dekubitus 1. Grades: Die Haut ist leicht gerötet, aber nicht defekt. Die Symptome verschwinden im Frühstadium bei Druckentlastung.

Dekubitus 2. Grades: Die Haut zeigt bereits Defekte. Vor dem eigentlichen Defekt treten Blasen auf. Muskeln, Sehnen und Bänder sind nicht betroffen.

Dekubitus 3. Grades: Die Hautschädigung reicht oft bis auf das Periost. Bänder und Sehnen sind sichtbar.

Dekubitus 4. Grades: Es bilden sich Nekrosen. Diese können blauschwarz und trocken oder sezernierend sein. Häufig kommt es zum Gewebsuntergang mit Knochenbeteiligung in den tieferen Schichten.

Die Einteilung von Isiadinso (1979) erscheint für das theoretische Verständnis von Vorteil. Für praktische Zwecke ist das Schema von Reddy (1983) besser geeignet.

Andere Autoren haben andere Einteilungen entwickelt, die von Kompilatoren modifiziert werden. Kraus (1988) referiert in einem Aufsatz zur Fortbildung in Krankenpflegeberufen eine Einteilung von Campbell und Delgado, modifiziert nach Eckert. Es handelt sich um eine Gliederung nach den betroffenen Gewebsschichten, die 7 Stadien umfaßt. Formal kann dies auf die Gliederung von Reddy (1983) zurückgeführt werden (nach Kraus 1988):

Stadium I: Erythem,
Stadium II: Blasenbildung,
Stadium III: partielle Hautdestruktion,
Stadium IV: Fettgewebsnekrose,
Stadium V: Bindegewebsnekrose,
Stadium VI: Ostitis,
Stadium VII: Osteomyelitis.

Welche Stadieneinteilung auch immer bevorzugt wird, für praktischklinische Zwecke hat es sich bewährt, sich folgende Fragen vorzulegen:

1. Liegt ein reversibles Frühstadium mit intaktem Epithel vor? Wenn nein:
2. Ist das Corium intakt? Wenn nein und bei Schwarzverfärbung der Haut:
3. Hat sich das Vollbild des Dekubitalulkus entwickelt?

Wenn die Haut sich schwarz verfärbt hat, dann hat die Nekrose die Coriumgrenze durchbrochen und breitet sich in den tiefen Gewebsschichten aus. Es mag noch eine gewisse Zeit vergehen, bis sich das Vollbild des Dekubitalulkus entwickelt haben wird (Kosiak 1959), aber am Krankheitsverlauf ändert sich qualitativ nichts mehr. Dieser erstreckt sich, wie Reddy zu Recht ausführt, über Monate. Was zunächst an der Oberfläche zu sehen ist, ist mit der Spitze eines Eisbergs vergleichbar, der weit in den Untergrund reicht (Kraus 1988).

Für die eigenen Untersuchungen wurde folgende Stadieneinteilung verwendet, die die theoretischen Überlegungen zur Druckverteilung im Gewebe und die Gefäßarchitektur beachtet:
1. Persistierende Hautrötung,
2. Epitheldefekt, Corium vital, Druckläsion auf das subpapilläre Gefäßnetz beschränkt;
3. Nekrose des Corium und des Unterhautfettgewebes, Druckläsion auf das kutane und subkutane Gefäßnetz ausgedehnt.
4. Nekrose bis in die Muskulatur bzw. in das Skelettsystem, Gefäße des Periost in die Druckläsion einbezogen.

Mit zunehmender Erfahrung bei der Stadieneinteilung der Dekubitalulzera hat es sich als erforderlich erwiesen, das 1. Stadium der persistierenden Hautrötung in 2 Untergruppen aufzugliedern: in eine Form der **hypobaren** Hyperämie und in eine Form der **hyperbaren** Hyperämie. Beide Untergruppen können dadurch voneinander unterschieden werden, daß der Druck gemessen wird, bei dem die hyperämische Haut abblaßt. Hierzu ist lediglich ein durchsichtiger Drucksensor erforderlich. Liegt der kritische Druck deutlich unter 30 mm Hg, dann ist davon auszugehen, daß die nervale Gefäßregulation paralysiert ist. Bei einer Entzündung liegt der kritische Druck deutlich über 30 mm Hg, wie schon Landis (1930) bei seinen Messungen des Kapillardrucks beschrieben hat.

2.4 Prädilektionsstellen der Haut

Dekubitalulzera treten bevorzugt dort auf, wo Skelettknochen unmittelbar an das Unterhautfettgewebe grenzen und die polsternde Funktion der Muskulatur fehlt (Kosiak 1959). Klassische Dekubituslokalisationen sind somit:

1. Crista sacralis mediana ossis sacri (Sakraldekubitus),
2. Tuber calcanei (Fersendekubitus),
3. Trochanter major femoris (Trochanterdekubitus),
4. Malleolus lateralis fibularis (Knöcheldekubitus),
5. Tuber ossis ischii (Sitzbeindekubitus).

Zuerst entwickeln sich beim bettlägerigen Patienten Dekubitalulzera am Sakrum und an den Fersen. Wenn der Patient im weiteren Krankheitsverlauf auf die Seite gelagert wird, entwickeln sich Dekubitalulzera an den Trochanteren und an den Außenknöcheln. Der Sitzbeindekubitus ist typisch für sitzfähige Patienten, die infolge einer Querschnittslähmung Sensibilitätsstörungen haben.

Weitere sekundäre Dekubituslokalisationen sind die Hautpartien über den Schulterblättern, dem Hinterkopf, den Dornfortsätzen, den Rippen, der Fibula und der Tibia. Diese sekundären Lokalisationen werden beim kyphoskoliotischen Rundrücken aber auch im Finalstadium beobachtet, wenn die Haut „überall" aufgeht.

Eine besondere Lokalisation stellt der perianale Bereich bei Patienten dar, die aus unterschiedlichen Gründen lange Zeit auf der Bettschüssel liegen (Bettpfannendekubitus); ebenso wie die Druckulzera seitlich der Rima ani, die durch die Druckeinwirkung eines Dauerkatheters auf die Haut entstehen (s. S. 35).

2.5 Risikofaktoren

Die Risikofaktoren, die zur Entstehung von Dekubitalulzera beitragen, lassen sich 3 Gruppen zuordnen:
1. Faktoren, die die Gewebsdurchblutung verringern,
2. Faktoren, die zur Bewegungsarmut führen;
3. Faktoren, die zur Wundinfektion beitragen.

Einige Autoren haben diese Risikofaktoren in Listen zusammengefaßt, die im folgenden kommentarlos nebeneinandergestellt werden.

Synopse der Risikofaktoren des Dekubitalulkus

1. Gadomski (1978)

Immobilisierung
Kachexie
Altershaut
neurotrope Störung
   a) Sensibilitätsstörung
   b) Ausfall der Gefäßaktivität

Synopse der Risikofaktoren des Dekubitalulkus (Fortsetzung)

Durchblutungsstörung
 a) gefäßbedingt
 b) anämiebedingt
mangelhafte Hygiene
mechanische Läsion
Intoxikation

2. Isiadinso (1979): ätiologische Faktoren

Immobilität
Unterernährung
Alter
Fettleibigkeit
Kreislaufinsuffizienz
chronische Krankheiten
 Urämie, Diabetes, Krebs, rheumatische Arthritis, Schlaganfall
Anämie
fehlerhafte Zusammensetzung des Blutes
Atrophie der Haut
Neuropathie (Diabetes)
Druck, Scherkräfte
lokales Ödem

3. Andersen et al. (1982): Risikokriterien

absolut:
Bewußtlosigkeit
Dehydratation
Lähmung

relativ:
Alter über 70 Jahre
verminderte Beweglichkeit
Inkontinenz
Auszehrung
Hautrötung über Knochenvorsprüngen

4. Reddy (1983): sekundäre Faktoren

Sensibilitätsverlust
motorische Paralyse
Mangelernährung
negative Stickstoff- und Kalziumbilanz
Spastik und Gelenkkontrakturen
Anämie
Ödem
Psychischer Zustand
Infektion
Stoffwechselerkrankung
 Diabetes, Zirrhose
höheres Lebensalter

Synopse der Risikofaktoren des Dekubitalulkus (Fortsetzung)

5. *Seiler u. Stähelin (1983, 1984, 1986 a, b)*
Koma
Paraplegie
Hemiplegie
Kachexie
multiple Sklerose
Schock
Analgesie
periphere arterielle Verschlußkrankheit

in hohem Alter:
Fieber über 39°C
Exsikkose
Anämie (Hb weniger als 8 g/dl)
chirurgische Eingriffe
Sedation
Depression

Für eine Synopse der Vielzahl von Risikofaktoren bietet sich die Kosiak-Gleichung an:

$$\text{Druck} \cdot \text{Zeit} = \text{const.} \qquad (1)$$

Druck	Zeit	const. (Ischämietoleranz)
Ungünstige Druckverteilung infolge – Kachexie – Skelettveränderungen – Gelenkveränderungen (Rheuma)	Immobilität infolge Bewußtseinsstörung – Sedation – Depression – Intoxikation – Urämie	Mißverhältnis zwischen Bedarf und Angebot infolge mangelhafter Durchblutung – Anämie – Gefäßsklerose (diabetisch)
infolge erhöhtem Gewebsdruck – Ödem – Eiweißmangel	infolge Schmerzen – rheumatische Arthritis – Osteomalazie – Krebs	infolge mangelhafter Gefäßregulation – Polyneuropathie (diabetisch, hepatisch, neurologisch)
	infolge Alter	infolge erhöhter Stoffwechselaktivität – Fieber – Allgemeininfektion – Lokalinfektion (Hautpilz) – Inkontinenz

Eine herausragende Stellung nimmt die Immobilität ein. Sie ist die entscheidende Bedingung für die Entwicklung eines Dekubitalulkus, wenn man sich vergegenwärtigt, daß das Produkt von Zeit und Druck dekubitogen ist. Kurzfristig verträgt die Haut recht hohe Drucke, langfristig verursacht eine verhältnismäßig niedrige Krafteinwirkung, nämlich die ruhende Masse des eigenen Körpers im Schwerefeld der Erde, eine hartnäckige Wunde.

Das Ausmaß der Immobilität unterliegt tageszeitlichen Schwankungen. Das Minimum an Spontanbewegungen liegt in der Nacht. Tagsüber werden auch immobile Patienten beim Betten, Waschen, bei der Nahrungsaufnahme etc. immer wieder bewegt. Die nächtlichen Spontanbewegungen im Schlaf reduzieren sich mit zunehmendem Alter bis auf 5–10 Bewegungen pro h. Dieser Mobilitätsgrad wird durch Fieber, Exsikkose etc. über das altersentsprechende Maß hinaus weiter reduziert.

Sinkt die Zahl der Spontanbewegungen auf 3 pro h ab, so besteht eine akute Dekubitusgefährdung (Seiler u. Stähelin 1986). Der Dekubitus entwickelt sich also buchstäblich über Nacht.

Die morgendliche Körperpflege ist daher der ideale Zeitpunkt für die Früherkennung von Hautveränderungen, die dem Dekubitalulkus vorangehen.

Auf eine besondere Eigentümlichkeit haben Andersen et al. (1982) hingewiesen; sie konnten bei ihren Studien an Risikopatienten nachweisen, daß sich Dekubitalulzera innerhalb von 10 Tagen nach dem Ereignis, welches die Klinikaufnahme notwendig gemacht hatte, entwickelt haben.

Die Kenntnis der kritischen Zeiten erlaubt eine rationelle und gezielte Fahndung nach den Frühstadien des Dekubitalulkus.

2.6 Besonderheiten des Dekubitalulkus

Bevor die Behandlungsmaßnahmen beim Dekubitalulkus erörtert werden, ist es erforderlich, die morphologischen Befunde bei der Entwicklung des Dekubitalulkus zu beschreiben und eine Abgrenzung zu den sekundär heilenden Wunden anderer Genese vorzunehmen, und zwar in bezug auf die Wundinfektion, auf die Morphologie der Wunde und auf die Verminderung der fibrinolytischen Aktivität in der Wundumgebung.

Die morphologischen Befunde bei der Entwicklung von Dekubitalulzera sind von Kosiak (1959, 1961) und von Dinsdale (1973) beschrieben worden. Bei einer andauernden Druckeinwirkung häufen sich im Gewebe toxische Stoffwechselprodukte an, die eine Erhöhung der Kapillarpermeabilität, Endothelschwellung, Vasodilatation, Ödem und zelluläre Infiltration zur Folge haben. Diese für eine Entzündung typischen Veränderungen bewirken anfangs eine reaktive Hyperämie, durch welche kompensatorisch der Kapillardruck ansteigt (Landis 1930). Der Vollständigkeit halber muß darauf hingewiesen werden, daß die Hyperämie nicht notwendigerweise mit einem Anstieg des Kapillardrucks verknüpft sein muß. Im Fall der hypobaren Hyperämie muß an eine Paralyse der nervalen Gefäßregulation gedacht werden. Bei rechtzeitiger Entlastung werden die toxischen Stoffwechselprodukte rasch abtransportiert, und es kommt zur vollständigen Restitution. **Wenn die Druckwirkung andauert, entwickelt sich in einer Latenzzeit von 2–4 Tagen eine Gewebsnekrose, deren Ausdehnung von der Geometrie der kritischen 30-mm Hg-Isobare bestimmt wird.**

Bei der Wundheilung des Dekubitalulkus sind, wie bei anderen sekundär heilenden Wunden, 3 Phasen zu beobachten:
1. Wundreinigung,
2. Granulation,
3. Epithelneubildung.

Ein komplexes Zusammenspiel mehrerer Gewebssysteme ist dabei erforderlich. Die Wundreinigung obliegt vorzugsweise dem zellulären Immunsystem. Die Proliferation von Fibroblasten kennzeichnet die Granulationsphase. Das Epithel hat schließlich die Funktion des Wundschlusses.

Das Dekubitalulkus ist dadurch gekennzeichnet, daß alle 3 Phasen *nebeneinander* zu beobachten sind.

Der Verlauf der Wundheilung kann vielfältig gestört werden. Eine wichtige Rolle spielt hierbei einerseits die Wundinfektion und andererseits der Umstand, daß die Druckbelastung die die Entstehung des Dekubitalulkus verursacht hat, nicht immer vollständig behoben wird. Beide Faktoren machen das Dekubitalulkus zu einer Sonderform der sekundär heilenden Wunde und verbieten es daher, Erfahrungen von anderen sekundär heilenden Wunden kritiklos zu übertragen.

2.6.1 Wundinfektion

Auf den Dekubitalulzera kann regelmäßig bakteriologisches Wachstum nachgewiesen werden; Keimreservoire sind die benachbarte Haut, der Darmtrakt, die Vagina und die Mund-Rachen-Höhle. Pilzinfektionen sind selten; Roselle u. Watanakunakorn (1979) haben bei 5% ihrer Patienten mit einem Dekubitalulkus Hefen (Candida albicans) nachgewiesen. Über die prognostische Bedeutung der Keimspektren liegen Untersuchungen von Seiler et al. (1979) und Daltrey et al. (1981) vor.

Eine ungünstige Prognose haben Ulzera, bei denen folgende Problemkeime nachgewiesen werden:
Pseudomonas aeruginosa,
Proteus mirabilis,
Providencia sp.,
Klebsiella sp.,

alle Anaerobier wie
Bacteroides fragilis oder
Clostridium perfringens,
Mischfloren von Anaerobiern,
Mischfloren von Aerobiern und Anaerobiern.

Eine günstigere Prognose haben Ulzera, die mit Staphylococcus aureus besiedelt sind; offensichtlich beeinträchtigt dieser, als Eitererreger bekannte Keim, die Wundheilung am wenigsten. In den Mischfloren erzeugen die aeroben Keime das O_2-arme Milieu, in dem die Anaerobier gedeihen.

Bei der prognostischen Bedeutung des Keimspektrums kommt es auf eine gute Technik der Keimgewinnung an. Seiler et al. (1979) verwenden als Transportmedium Port-A-Cul TM Tube (BBL). Welches Transportmedium auch immer verwendet wird, wichtig ist, daß das Wattestäbchen schon vor der Probenentnahme mit dem Transportmedium durchtränkt wird, damit die Probe in einem O_2-freien Milieu gewonnen wird.

Die Infektion erstreckt sich sowohl auf das Wundsekret wie auch auf das Gewebe des Wundbodens und während der Phasen der Bakteriämie oder Sepsis auf den ganzen Körper (Roselle u. Watanakunakorn 1979; Schneider et al. 1983). Die Mortalität von Dekubituskranken mit einer Bakteriämie ist mit 40% hoch und mit derjenigen bei Brandverletzungen vergleichbar (Roselle u. Watanakunakorn 1979) (s. S. 40).

2.6.2 Morphologie

Der Umstand, daß die Dekubitalulzera unter allen sekundär heilenden Wunden die schlechteste Heilungstendenz haben, weist auf morphologische Besonderheiten hin. Mit anderen chronischen Ulzera besteht die Gemeinsamkeit, daß der Wundgrund von Fibrin durchsetzt und mit gelappt-kernigen Leukozyten ausgefüllt ist. Eine schmale Schicht Granulationsgewebe wird von Narbengewebe unterlagert. Das Narbengewebe enthält dünnwandige, stark dilatierte Kapillaren. Zwischen dem Ulkus und dem gesunden Gewebe wird eine perinekrotische Zone beschrieben. Die perinekrotische Zone bildet ein Grenzgebiet, in dem die Diffusionsstrecken für den Stoffaustausch zunehmend größer werden (Dettli u. Laszczower 1980). In diesem Gebiet findet bei den sekundär heilenden Wunden üblicherweise eine lebhafte Kapillarsprossung statt, meßbar aufgrund der fibrinolytischen Gewebsaktivität (Seiler et al. 1980). Beim Dekubitalulkus fehlt sowohl die fibrinolytische Gewebsaktivität wie auch die Kapillarsprossung. In einer 12 mm breiten Zone um das Dekubitalulkus dauert die Heilung einer artifiziell gesetzten Wunde signifikant länger, obwohl das Gewebe makroskopisch vital ist (Seiler et al. 1980).

Die morphologischen Besonderheiten sollten bei Therapiestudien viel mehr in Rechnung gestellt werden, als es bislang der Fall ist. Es ist unzulässig, Mischkollektive von Dekubitalulzera, Ulcera cruris und Brandwunden unter dem Oberbegriff „sekundär heilende Wunden" zu Behandlungs- bzw. Plazebogruppen zusammenzustellen [Romasz et al. 1978, Lewis et al. 1979, Sawyer et al. 1979 für Dextranomer (Debrisan), Mandl 1982 für bakterielle Kollagenasen, Lang 1981 für Streptokinase (Varidase), Jansen 1981 für Allantoin, Chlorocresol, α-Tocopherolacetat, Neomycin (Ulcurilen)].

Es führt kein Weg daran vorbei, daß die fortwährende Druckbelastung morphologische Folgen hat, die dem Dekubitalulkus eine Sonderstellung unter den sekundär heilenden Wunden zuweisen.

2.7 Behandlung

In der Literatur wird übereinstimmend darauf hingewiesen, daß der frühe Zeitpunkt für die Behandlung wichtig ist.
Die Prävention gilt als die erfolgreichste Therapie.
Da die Indikation für die Prophylaxe und Frühbehandlung großzügig zu stellen ist, so müssen die Behandlungsmethoden einfach und rasch verfügbar sein, so daß sie auch von Hilfskräften angewendet werden können. Aus diesem Grund haben Seiler u. Stähelin (1983) folgende Anforderungen an eine Dekubitusprophylaxe gestellt:
1. optimale Druckentlastung der 5 klassischen Dekubituslokalisationen,
2. rasche Verfügbarkeit der zu verwendenden Materialien und Hilfsmittel,
3. Einfachheit und Einheitlichkeit der Methodik in einer Klinik,
4. Vermeiden von technischen Apparaturen und Hilfsmittel wegen deren Störanfälligkeit und möglicher Bedienungsfehler,
5. kostengünstiges und hygienisches Material,
6. Material und Methodik müssen human sein.

Wesentlich bekannter sind die 5 Therapieprinzipien des Dekubitus, die ebenfalls von Seiler (1987) entwickelt und propagiert werden. Es sind dies:
1. Durchblutungsförderung durch Druckentlastung,
2. Entfernung des nekrotischen Gewebes,
3. bei ausgeprägter Infektion Einsatz eines Lokaldesinfektionsmittels, bei Fieber systemische Antibiotikagabe,
4. Förderung eines physiologischen Mikroklimas ohne allergisierende oder toxische Wirkung auf das Granulationsgewebe,
5. Verbesserung des Allgemeinzustandes.

Die 5 Therapieprinzipien von Seiler (1987) sind der aktuelle Stand der Diskussion und Gegenstand der Lehre im Krankenpflegeunterricht. Obwohl diese 5 Prinzipien gut begründet sind, ist es für einen Überblick über die Dekubitusbehandlung notwendig, den Rahmen der Darstellung zu erweitern.

Zunächst sollen die Gesichtspunkte, die für die Prophylaxe des Dekubitus notwendig sind, erörtert werden. Es sind dies:
1. konsequente Druckentlastung,
2. Hautpflege,
3. Beeinflussung der Risikofaktoren.

Wenn ein Dekubitus entstanden ist, kommen folgende therapeutische Gesichtspunkte hinzu:
4. Entfernung des nekrotischen Materials,
5. Reinigung der Wunde, Lokaltherapie und Verbände,
6. Infektionskontrolle,
7. chirurgische Verfahren.

2.7.1 Druckentlastung

Sie ist die kausale Prävention und Therapie des Dekubitalulkus (Seiler u. Stähelin 1984). Die Druckentlastung erfolgt sowohl durch die Weichlagerung als auch durch die Umlagerung.

Der Weichlagerung liegt das Prinzip zugrunde, daß die Druckbelastung der Haut dadurch gesenkt wird, daß die Auflegefläche vergrößert wird. Dies ist idealerweise beim schwimmenden Körper der Fall.

Im Rahmen des Literaturüberblicks sollen zunächst die verschiedenen Möglichkeiten der Druckentlastung referiert werden; die Bewertung erfolgt im Detail nach der Darstellung der eigenen Untersuchungsergebnisse (Wasserbett s. S. 66f., Lamellendrehbett s. S. 67ff., superweiche Matratze s. S. 69f.).

Auf dem Markt konkurrieren 3 Systeme, bei denen der Körper schwimmend gelagert wird:
1. wassergefüllte Matratzen (z.B. Fa. Saeger),
2. fluide Glaskügelchen (z.B. Clinitron-Bett),
3. Luftkissenmatratzen (z.B. Fa. Monarch).

Für alle Systeme gilt, daß ein schwimmend gelagerter Patient für Eigenbewegungen kaum Widerhalt findet und somit nur unter Mühen sein Bewegungsziel erreichen kann. Schwindelzustände werden noch lästiger (Pfaudler 1968), weil die propriozeptive Raumorientierung nicht genügend eindeutig ist. Daher nimmt die Immobilität zu, wenn nicht bewußt Gegenmaßnahmen ergriffen werden. Für sich allein perpetuiert die schwimmende Lagerung die Ursache des Dekubitus.

Die wassergefüllten Matratzen werden in 2 Versionen angeboten; in der älteren Version handelt es sich um eine Vollmatratze, die vom Kopf bis zum Fußende reicht. Hier muß der Patient horizontal gelagert werden. Bei einer neueren Version werden Kopf und Schultergürtel auf einem konventionellen Matratzenteil gelagert, Rumpf und Beine befinden sich auf der mit wassergefüllten Matratze (⅔-Matratze). Bei der neueren Version kann der Patient auch mit aufgerichtetem Oberkörper liegen. Am Übergang von der Normal- zur Wassermatratze muß mit Schermomenten gerechnet werden.

Eine andere konstruktive Lösung eines Wasserbettes, in dem der Patient auch sitzen kann, ist von Pfaudler (1968) vorgestellt worden. Bei dieser Konstruktion wird das Wasser in eine Fiberglaswanne gefüllt, welche in der Mitte eine Vertiefung aufweist, in die das Becken des Patienten beim Sitzen einsinkt.

Alle Wasserbetten benötigen eine thermostatregulierte Heizung, die das Wasser auf ca. 28 °C aufwärmt.

Zur Kritik der Lagerung auf der wassergefüllten Matratze wird auf die Diskussion der eigenen Untersuchungsergebnisse im Abschn. 4.1.1, S. 66f., verwiesen.

Beim Clinitron-Bett ist das ganze Bett mit winzigen Glaskügelchen gefüllt. Die Glaskügelchen werden dadurch fluide, daß warme Preßluft in das System gepreßt wird. Die warme trockene Luft fördert die Wundheilung; die Glaskügelchen wirken, soweit sie mit Wundsekret in Berührung kommen, bakterizid und fungizid. Allerdings befinden sich zwischen dem Patienten und den fluiden Glaskügelchen Laken und Zwischendecken. Im Clinitron-Bett[2] müssen die Patienten ebenfalls flach gelagert werden. Gegenüber dem Wasserbett hat das Clinitron-Bett den Vorteil, daß das spezifische Gewicht der fluiden Glaskügelchen genau dem spezifischen Gewicht des menschlichen Körpers angepaßt ist, so daß eher ein Schwebeeffekt als ein Schwimmeffekt erzielt wird. Der Nachteil des Clinitron-Bettes ist das hohe Gewicht der Glaskügelchen von 750 kg, welches besondere Anforderungen an die Statik des Fußbodens stellt. Das Clinitron-Bett wird auf Mietbasis angeboten (Tageskosten DM 168–198, inklusive Reinigung und Wartung).

Im Luftkissenbett der Fa. Mediskus/Monarch liegt der Patient auf 21 Luftkissen, die ähnlich wie Dominosteine hintereinander angeordnet sind. Jedes Luftkissen nimmt die Breite des Bettes ein. Je nach Körperregion kann der Druck in den Kissen variiert werden. Zwischen den Kissen wird warme Luft zur Liegefläche des Bettes geleitet. Auch beim Luftkissenbett kann der Patient in eine sitzende Position gebracht werden.

---

[2] Bezugsquelle für das Clinitron-Bett: SSI, Support System International GmbH, Rennbahnstraße 64, 6000 Frankfurt am Main.

Die oben beschriebenen technisch aufwendigen Systeme der Weichlagerung setzen einen Stromanschluß für ihren Betrieb voraus. Sie erfüllen die Normen der technischen Sicherheit.

Eine Weichlagerung ist auch mit Gelkissen zu erzielen. Die verwendeten Gele sind zwar plastisch verformbar aber nicht fluide. Daher findet in ihnen im Gegensatz zu wassergefüllten Körpern kein Druckausgleich statt, so daß eine gezielte Druckentlastung möglich wird. Über druckbelasteten Arealen wird der Druck infolge der plastischen Verformung auf eine maximalgroße Aufliegefläche verteilt.

Ohne fortwährende externe Energiezufuhr kommt die "Air-soft"-Matratze[3], die von der Basler Arbeitsgruppe um Seiler u. Stähelin inauguriert worden ist, aus. Diese Matratze besteht aus 3 aufeinander abgestimmten Schichten von offen-porigem Kunststoffschaum. Kavernen in diesem Komplex ermöglichen eine ungestörte Luftzirkulation. Für die Handhabung ist im Vergleich zu den herkömmlichen Matratzen die Besonderheit zu beachten, daß beim Aufrüsten des Bettes die besonders weiche Oberseite der Matratze nach oben ausgerichtet wird. Für den Patienten bringt die Weichheit des Materials eine erhebliche Entlastung der Hautpartien über den Knochenvorsprüngen. Zur Kritik wird auf Abschn. 4.1.4, S. 69f., verwiesen.

Für die Umlagerungsbehandlung gibt es ebenfalls mechanische Mittel auf dem Markt. Am bekanntesten ist die Wechselluftmatratze. Bei ihr werden in Längsrichtung angeordnete Luftkammern wechselnd gefüllt und entleert. Dadurch wird die Haut segmentweise be- und entlastet. Neben den in Längsrichtung angeordneten Luftkammern werden auch andere geometrische Formen realisiert. Ein Teil der Wechselluftmatratzen führt zusätzliche Luftkanäle, die trockene und temperierte Luft an die gefährdete Haut heranführen und so verhindern sollen, daß feuchte Kammern entstehen.

Bei allen Wechseldruckmatratzen muß damit gerechnet werden, daß die Luft in die Kammerabschnitte ausweicht, die nicht druckbelastet sind. Dies kann soweit führen, daß sich an den Rändern die Luftkammern wie gewünscht füllen und entleeren, während in der Mitte hingegen, dort wo sich die Maxima der Druckbelastung durch den aufliegenden Körper befinden, die Luftkammern leer bleiben. Dies gilt besonders für das Sakrum. So ist es auch nicht überraschend, daß es sich bei Untersuchungen unter kontrollierten Bedingungen (zuletzt Neander u. Birkenfeld 1988) gezeigt hat, daß der Hautdruck am Sakrum bei einer korrekten Lagerung auf einer Wechseldruckmatratze nicht genügend sicher unter den Wert des Kapillardruckes zu senken ist.

---

[3] Hersteller: OBA AG, CH-4000 Basel,
Vertrieb: Schumacher GmbH & Co. KG, Postfach 2680, 4150 Krefeld 1.

Hinzu kommt, daß die Messungen des perkutanen O_2-Partialdruck zeigen, daß in einer Reihe von Fällen während der Druckentlastung der O_2-Partialdruck nicht ansteigt und somit das Gewebe in der Phase der Druckentlastung hypoxisch bleibt. Der Rhythmus, in dem die Luftkammern beund entlüftet werden, ist ohne Kenntnis der postischämischen Erholungszeit festgelegt.

Beim Lamellendrehbett[4] nach Dr. Völkner (1986) werden „gefährdete Gewebspartien durch mechanische Drehung der Patienten ohne andauerndes pflegerisches Zutun" (Produktbeschreibung) entlastet. Es besteht aus 2 Gruppen von quergelagerten Lamellen, die abwechselnd mit Luft gefüllt werden. Die Lamellen sind von einer Ummantelung umschlossen, auf der der Patient liegt. Dadurch daß einmal die Lamellengruppe, auf der die rechte Körperhälfte des Patienten liegt, und anschließend die andere Lamellengruppe mit Luft gefüllt werden, wird der Patient ständig von einer Seite zur anderen gedreht. Insgesamt soll die Drehung 30° betragen. Das Lamellendrehbett setzt voraus, daß der Patient mittig liegt. Diese Bedingung wird von immobilen Patienten erfüllt, z. B. beim apallischen Syndrom, bei Knochenmetastasen oder anderen schweren Schmerzzuständen.

Die ausführliche Schilderung mechanischer Hilfsmittel für die Weich- und Umlagerung darf nicht den Blick auf die wichtigste Behandlungsform der Druckentlastung verstellen. Es handelt sich um den Einsatz menschlicher Pflege. Wenn man die völlige Immobilität des Patienten nicht hinnehmen will, so führt kein Weg daran vorbei, daß die Umlagerung nicht durch Maschinen bewerkstelligt werden kann; sie bleibt eine nicht rationalisierbare menschliche Pflegeaufgabe. Die wirksame Entlastung der Prädilektionsstellen des Dekubitus erfolgt durch die 30°-Schräglagerung.

Die Umlagerung in die stabile Seitlagerung ist mit dem entscheidenden Nachteil verbunden, daß über dem Trochanter major ein Druckulkus entsteht. Sie ist daher nicht für die Dekubitusprophylaxe oder -behandlung geeignet. Die 30°-Schräglagerung wurde von der Arbeitsgruppe um Seiler u. Stähelin (1983, 1984, 1985a, b, 1986a, b; Seiler 1987) inauguriert. Sie zogen die Konsequenzen aus den Befunden von Kosiak (1959), der zuerst die Druckabnahme mit zunehmender Gewebstiefe gemessen hatte, und aus den Druckverteilungsstudien von Lindan et al. (1965). Die theoretischen Überlegungen zur kegelförmigen Druckausbreitung und zum Verhalten des Druckimpulses im Feder-Masse-Modell, die unter 2.2 vorgetragen werden, bestätigen das Konzept der 30°-Schräglagerung. Hierbei wird die Druckeinwirkung gedämpft, in dem der Druckimpuls möglichst großen Flächen zugeordnet wird. Die Rückenstreckmuskulatur (M. erector trunci) hat dabei die Schlüsselfunktion. Die Entlastung der Dekubitusprädilektionsstellen wird durch Abb. 8a–e verdeutlicht.

---

[4] Hersteller: Jan Stahl GmbH, Postfach 1007, 2200 Elmshorn.

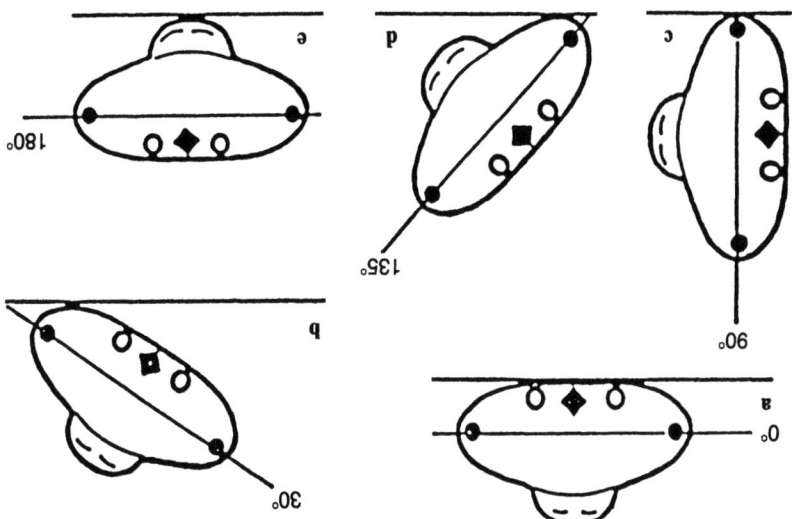

Abb. 8a–e. Belastung der Prädilektionsstellen bei verschiedenen Lagerungen; **a** Rückenlage: Sakrum und Fersen sind druckbelastet und dekubitusgefährdet; **b** 30°-Schräglage: alle Prädilektionsstellen sind ohne Belastung, Optimallagerung von der Prophylaxe an; **c** 90°-Seitenlage: der aufliegende Trochanter ist druckbelastet, die Seitlagerung ist zu vermeiden; **d** 135°-Schräglagerung: die Spina iliaca anterior ist druckbelastet und muß mit Kissen unterlagert werden; **e** Bauchlage: keine Prädilektionsstelle ist gefährdet, die Bauchlage wird von Patienten in höherem Lebensalter wegen Wirbelsäulenbeschwerden und Lungenemphysem nicht toleriert; • Trochanter, ✧ Sacrum, o Ferse. (Nach Seiler u. Stähelin 1985)

Für die Behandlung von Schlaganfallpatienten sind aus dem Bobath-Konzept therapeutische Lagerungen entwickelt worden, die der Muskelspastizität entgegenwirken. Bei der Lagerung auf der gelähmten Seite (Abb. 9) wird der Rumpf etwas steiler als 30° gelagert. Daher muß der Trochanter major kontrolliert und der Außenknöchel unterpolstert werden. Schmerzen, die von einer pathologischen Druckbelastung verursacht werden, verstärken die Spastik und verkehren somit den Sinn der Lagerung in sein Gegenteil.

Die Lagerung auf der nicht gelähmten Seite (Abb. 10) führt zu einer Druckgefährdung der Spina iliaca anterior, weil sie einer 110°-Lagerung entspricht. Sie hat aber den Vorteil, daß im Falle einer Inkontinenz Urin nicht in das Dekubitalulkus fließen kann.

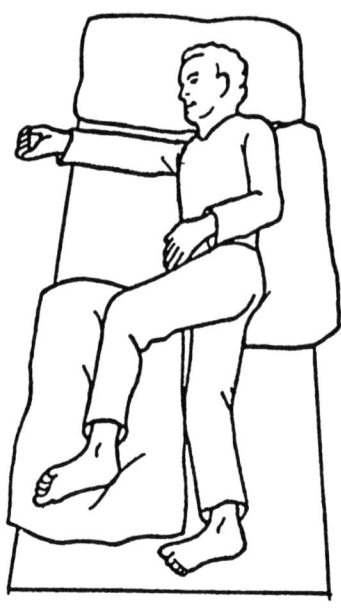

Abb. 9. Therapeutische Lagerung nach Bobath bei Hemiplegie auf der gelähmten Seite; die Druckbelastung des Trochanter major ist kontrollbedürftig. (Aus Zinn 1988)

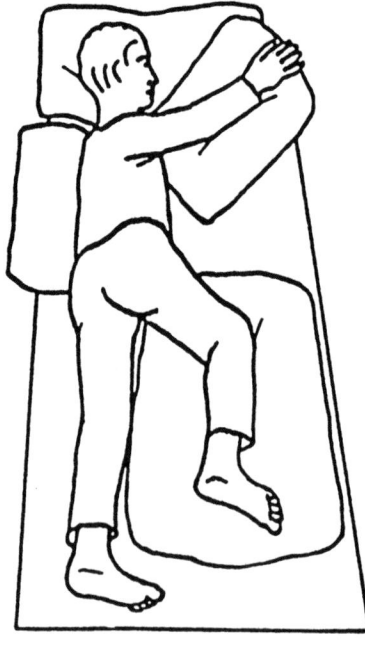

Abb. 10. Therapeutische Lagerung nach Bobath bei Hemiplegie auf der gesunden Seite; die Druckbelastung der Spina iliaca anterior ist kontrollbedürftig; ein Sakraldekubitus ist vor Körperausscheidungen sicher geschützt. (Aus Zinn 1988)

2.7.2 Hautpflege

Die sog. Altershaut, die zu pflegen ist, ist gekennzeichnet durch einen Mangel an Elastizität und durch Trockenheit. Von „gerbenden" Maßnahmen (Franzbranntwein, Pyoktannin) als Pflege ist abzuraten. Pyoktannin ist im wesentlichen ein wirksames Mittel bei Pilzinfektionen (Gadomski u. Raichura 1978; Reddy 1983). Gefährdet ist die Haut bei Urininkontinenz durch die mazerierende Wirkung des infizierten Urins. Ob es notwendig ist, einen Dauerkatheter zu legen, muß in der überwiegenden Zahl der Fälle bezweifelt werden. Der Dauerkatheter spielt in der Dekubitusprophylaxe eine traurige Rolle. Es ist trotz aller hygienischen Vorsichtsmaßnahmen nur eine Frage der Zeit, bis es zur Harnwegsinfektion kommt. Harnwegsinfekte bedeuten aber Eiweißverluste. Die Bakterien leben von der Proteinsubstanz des Patienten. Die Fibrinbildung in der entzündeten Harnblase induziert in der Leber eine erhöhte Fibrinogensynthese. Der Kranke hat einen zweifachen Schaden zu tragen: Der Eiweißverlust führt zu Eiweißmangelödemen, und mit dem Anstieg des Fibrinogenspiegels verschlechtern sich die Fließeigenschaften des Blutes.

Im übrigen haben Hautläsionen durch Körperausscheidungen nichts mit dem Dekubitalulkus zu tun: das Dekubitalulkus ist die Folge einer Druckläsion. Allenfalls kann der Auffassung zugestimmt werden, daß am gleichen Ort 2 unterschiedliche Noxen wirken.

Der Dauerkatheter kann sogar selbst ein Druckulkus verursachen. Solche Katheterulzera findet man dann in unmittelbarer Nähe zu den Ausscheidungsorganen (s. S. 22). Eine moderne Behandlung der Inkontinenz stützt sich auf Windeleinlagen, eine geeignete Lagerungstechnik und das Management der Inkontinenz auf neurophysiologischer Grundlage (Füsgen 1986; Braun 1990). Mit inerten Fettsalben kann die Haut vor der mazerierenden Wirkung von Körperausscheidungen geschützt werden.

2.7.3 Risikofaktoren

Anämie, Infektion, Mangelernährung, schlecht eingestellter Diabetes sind nicht nur wegen des Dekubitalulkus, sondern schon allein deswegen behandlungsbedürftig, weil die Ersterkrankung sachgerecht zu behandeln ist. Die Risikofaktoren verursachen in der Behandlung des Dekubitalulkus keinen zusätzlichen Aufwand.

2.7.4 Entfernung des nekrotischen Gewebes

Nekrotisches Gewebe stellt ein idealer Nährboden für diejenigen Erreger dar, die meist als Mischflora an der Wundinfektion beteiligt sind. Gerade die anaeroben Keime, die für die Dekubitalulzera mit schlechtem Heilungsverlauf charakteristisch sind, finden zusammen mit den sauerstoffzehrenden Aerobiern im Nekrosematerial und in den tiefen Wundtaschen ideale Wachstumsbedingungen (Isiadinso 1979; Reddy 1983; Seiler et al. 1979; Daltrey et al. 1981). Gadomski u. Raichura (1978) empfehlen, über das bloße Abtragen der Nekrosen hinaus, die Wundränder aufzufrischen.

2.7.5 Lokalbehandlung

Die Lokalbehandlung ist ein Feld mannigfacher Therapievorschläge, die durch ein auffälliges Mißverhältnis von vielen, lokal anzuwendenden Therapeutika, den positiven Ergebnissen in der Literatur und den Verhältnissen im klinischen Alltag gekennzeichnet sind. Letztlich können sich aber nur solche Maßnahmen auf längere Sicht durchsetzen, mit denen die Druckentlastung, die Begrenzung des Proteinverlustes aus der Wunde und die Eindämmung der Wundinfektion erreicht werden.

Man kann nicht darüber hinweggehen, daß Präparate angeboten werden, die ohne Rücksicht auf die einfachsten Grundlagen der Physiologie entworfen wurden. Ein Beispiel sind die sauerstoffabspaltenden Substanzen, mit denen dem Sauerstoffmangel im druckbelasteten Gewebe entgegengewirkt werden soll. Einfache Überschlagsrechnungen zeigen, daß mit äußerlich anzuwendenden Mitteln niemals der Sauerstoffbedarf im Gewebe zwischen der Haut und dem knöchernen Widerlager gedeckt werden kann. Daher erweisen sich sauerstoffabspaltende Präparate bei einer kritischen Überprüfung als wirkungslos (Neander et al. 1990). Ähnliches gilt auch für alle Maßnahmen, mit denen eine Beschleunigung der Wundheilung versprochen wird. Die ungestörte Wundheilung ist optimal schnell; therapeutische Aufgabe ist es, die Störfaktoren der Wundheilung zu beseitigen.

Ohne den Anspruch auf Vollständigkeit erheben zu wollen oder zu können, sollen folgende Therapeutika erwähnt werden:

Präparat	Zusammensetzung	Autor
Ulcurilen	Allantoin, Chlorocresol, α-Tocopherolacetat, Neomycin	Jansen (1981)
Oxoferin	Chlor-Sauerstoff-Komplex TCDO	Zenker et al. (1986)
Debrisan	Dextranomer	Lewis et al. (1979) Sawyer et al. (1978) Romasz et al. (1978)
Braunol, Betaisadona	Polyvidonjod (PVP-Jod)	Isiadinso (1979)
Varidase	Streptokinase	Lang (1981)

Präparat	Zusammensetzung	Autor
Ringerlösung DAB 7	NaCl, KCl, CaCl$_2$	Seiler (1987)
Kochsalz, isoton	NaCl, 0,9%	Reddy (1983)
Epigard	synthetisches Hautersatzmaterial	Kahle u. Zöllner (1981)
Fibrolan	Plasmin, Desoxyribonuklease	Kahle u. Zöllner (1981)
–	Kollagenasen aus Clostridium-histolyticum-Kulturen	Mandl (1982)
Silastic-Schaum (inzwischen aus dem Handel gezogen)	Elastomerbase aus Silikonöl und Zinn-II-ethylhexanoat	Fröbel (1984)
Stomahesive	Abdeckung des Ulkusrandes	Kirsch (1980)

Eine Analyse der verschiedenen Studien und Berichte zur Lokalbehandlung zeigt, daß überwiegend inhomogene Patientengruppen untersucht worden sind, ohne daß genügend zwischen den verschiedenen Formen sekundärer Wundheilungsstörung differenziert wurde. Manche Autoren empfehlen mehrere Lokaltherapeutika. Regelmäßig wird in den Studien auf die Beachtung der übrigen Therapieprinzipien Weichlagerung, Umlagerung, Wundreinigung hingewiesen, so daß die Wirksamkeit einer Einzelsubstanz im strengen Sinne nicht nachgewiesen werden kann. Stillschweigend kommen die regelmäßigen Inspektionen während der Studien als ungenanntes Therapieprinzip hinzu. Die Definition und Einhaltung standardisierter Randbedingungen ist für sich schon eine erfolgversprechende Dekubitustherapie.

Modellversuche an Tieren und Gewebekulturen können nur als Annäherung an die Komplexität beim kranken Menschen bewertet werden, wenn die Randbedingungen deutlich sind.

Wenn man alle Behandlungsprinzipien gegeneinander abwägt, wird man zum Ergebnis kommen, daß bei einer erfolgreichen Dekubitustherapie mehrere Therapieprinzipien harmonisch ineinandergreifen.

2.7.6 Infektionskontrolle

Die Infektionskontrolle beginnt mit der bakteriologischen Untersuchung der Wundflora. Wegen der prognostischen Bedeutung der anaeroben Keime muß schon bei der Probengewinnung darauf geachtet werden, daß das Kulturmedium und die Entnahmetechnik für den Nachweis von Anaerobiern geeignet sind (Seiler et al. 1979; Daltrey et al. 1981). Zum Nachweis von Hautpilzen (Epidermophyten) in der Wundumgebung ist die mykologische Entnahmetechnik erforderlich. Der Keimnachweis soll durchgeführt werden, sobald eitrige und schmierige Wundbeläge makroskopisch erkennbar sind.

Mit der Entfernung der Nekrosen und der mechanischen Wundreinigung bis in die tiefen Taschen wird der Bakterienflora ein Großteil des Nährbodens entzogen.

Das Wundgewebe wird durch H_2O_2 bzw. TCDO mit Sauerstoff angereichert; damit wird das Wachstum der anaeroben Keime behindert.

Eine systemische antibiotische Therapie wird nur beim Auftreten einer Sepsis als indiziert angesehen. Die Penetrationsfähigkeit von Antibiotika in das annähernd blutleere Dekubitalulkus ist eingeschränkt (Berger et al. 1981), so daß mit einer therapeutischen Wirksamkeit einer systemischen antibiotischen Behandlung nicht gerechnet werden kann. Die Resistenzlage der Keime bei Patienten mit schlechter Heilungstendenz ist bekanntermaßen ungünstig und durch Resistenz gegen Penizilline und Cephalosporine gekennzeichnet (Seiler et al. 1979).

In der Lokaltherapie werden antibiotische Substanzen in Kombination mit proteolytischen Substanzen (Framycetin/Trypsin) oder allein (Bacitracin/Neomycin) gegeben.

Von den Desinfizienzien hat das PVP-Jod breitere Anwendung gefunden. Es ist lokal gut verträglich und deckt das ganze Spektrum der in Frage kommenden Keime ab. Seiler u. Stähelin (1985b, 1987, 1990) beschränken die Behandlung mit PVP-Jod auf die Fälle mit einer makroskopisch sichtbaren Wundinfektion; für makroskopisch saubere Wunden wird physiologische NaCl-Lösung mit luftdurchlässigen Verbänden empfohlen.

2.7.7 Chirurgische Verfahren

Die chirurgischen Verfahren haben ihren Schwerpunkt bei der Behandlung von Patienten mit neurologischen Erkrankungen wie multiple Sklerose, Paraplegie, Tetraplegie. Geriatrische Patienten profitieren durch operative Maßnahmen noch zu wenig. Die Altersgrenze wird zwischen 65 und 70 Jahren angesetzt (Berry 1980; Priesack et al. 1983).

Wegen der besseren funktionellen Belastbarkeit haben sich die myokutanen gegenüber den kutanen Lappenplastiken durchgesetzt. Am Kreuzbein werden obere Glutaeus-maximus-Lappen, am Sitzbein untere Glutaeus-maximus-Lappen verpflanzt. Für Dekubitalulzera über dem Trochanter major stehen mehrere operative Techniken zur Verfügung: Z-Lappen, Brückenlappen, Rectus-femoris-Lappen.

Bei der operativen Behandlung des Sakraldekubitus wird das gesamte Ulkus einschließlich der nekrotischen Knochenteile in toto entfernt. Alle knöchernen Vorsprünge werden abgetragen und geglättet. Anschließend wird auf einer Gesäßhälfte ein Lappen, bestehend aus Haut, Subkutis und M. glutaeus maximus gebildet und spannungsfrei bis zum Ursprung des gegenseitigen Muskels am Kreuzbein verlagert. Damit wird die ganze Kreuzbeinfläche mit Muskulatur bedeckt (Bell u. Earnshaw 1981, Berry 1980; Maruyama et al. 1980, Kaminski et al. 1981, Priesack et al. 1983). Die Ergebnisse der operativen Behandlung des Dekubitalulkus mit myokutaner Lappenplastik sind, wenn diese anwachsen, gut; die Lebensqualität kann erheblich gebessert werden; sie setzen aber einen Operateur mit speziellen Erfahrungen voraus (Gadomski u. Raichura 1978). Die Voraussetzung auf seiten des Patienten ist aber die absolut gesicherte Druckentlastung.

2.7.8 Behandlungsergebnisse

Die Bedeutung der Dekubitusprophylaxe und -frühbehandlung wird dadurch unterstrichen, daß die Heilungsdauer mit dem Schweregrad des Dekubitalulkus sich verlängert und einen Zeitbedarf von vielen Monaten in Anspruch nehmen kann, wenn die Frühbehandlung versäumt worden ist (Reddy 1983).

Wenn auch das Leiden der Betroffenen im Vordergrund der Betrachtung steht, so darf doch der Kostenfaktor nicht verschwiegen werden. Im Fall der stationären Behandlung entstehen für das Krankenhaus Sach- und Personalkosten. Westphal (1990) beziffert die täglichen Kosten eines 2- bis 3maligen Verbandswechsels beim „normalen" Dekubituskranken mit 65,- DM Sachkosten und 80,- DM Personalkosten (180 Pflegearbeitsminuten). Für den Kostenträger werden die Behandlungskosten bei der Bewilligung des Krankenhausetats in der Pflegesatzverhandlung und bei der Dauer der stationären Behandlung relevant. Bei Pflegesätzen zwischen DM 200 und 400 pro Tag liegen die Kosten für einen Monat zwischen DM 6000 und 12000. Die Behandlungskosten gehen nicht immer zu Lasten der Krankenkassen, sondern müssen vom Patienten bzw. vom Sozialamt getragen werden, wenn die Pflegefallregel greift. Dies ist dann der Fall, wenn der stationäre Aufenthalt nicht aus medizinischer Indikation, sondern zur Pflege erfolgt. Die Pflegefallregel ist nach verschiedenen höchstinstanzlichen Urteilen kompliziert und undurchsichtig und wird durchaus nicht einheitlich gehandhabt.

Was die Häufigkeit der Dekubitalulzera betrifft, so berichten Kliniken, die sich mit diesem Problem wissenschaftlich auseinandersetzen, von Jahr zu Jahr sinkende Fallzahlen (Andersen et al. 1982; Seiler u. Stähelin 1983). Übereinstimmend wird dieses Phänomen darauf zurückgeführt, daß die

Auseinandersetzung mit dem Dekubitalulkus den Blick für Risikopatienten geschärft habe und daß die Prophylaxe kompromißlos durchgeführt werde. An die Stelle der Behandlung ist hier die Überwachung und Prophylaxe getreten.

Über die Todesursachen beim Dekubitalulkus vermißt man in der Literatur eindeutige Aussagen, sieht man von Hinweisen auf Sepsis bzw. Osteomyelitis ab (Seiler et al. 1979; Isiadinso 1979). Roselle u. Watanakunakorn (1979) beziffern zwar die Mortalität von Dekubituskranken mit einer Sepsis als Komplikation mit 41% (s. S. 27), können aber der Infektion selbst nur die Hälfte der Todesfälle zuordnen; für die andere Hälfte fehlt eine eindeutige Zuordnung. Somit muß davon ausgegangen werden, daß über die Vorgänge, die zum Tod von Dekubituskranken führen, noch keine gesicherten Kenntnisse vorliegen. Dies bedeutet aber, daß das Dekubitalulkus zwar als schwerwiegende Komplikation, aber noch nicht als lebensgefährliche Erkrankung rezipiert worden ist.

3 Eigene Untersuchungen

3.1 Problemkatalog

Den eigenen Untersuchungen wurde der nachfolgend aufgeführte Problemkatalog vorgegeben; er enthielt die Gesichtspunkte, von deren Klärung Verbesserungen für die Dekubitusbehandlung erwartet wurden:

1. Lagerung als Therapie,
2. intermittierende Sauerstoffgabe,
3. Urogenitalhygiene,
4. Infusionsbehandlung,
5. pH-Wert im Bereich und in der Umgebung des Dekubitus,
6. zerebrale Aufhellung,
7. Entfernung von Nekrosen,
8. Zeitfaktoren der Therapie,
9. Lokalbehandlung.

Wenn der Problemkatalog im einzelnen unfertig und unausgereift wirkt, so liegt dies daran, daß in ihm die ersten assoziativen Gedanken fixiert worden sind. Vom Problemkatalog her wurden die Befunde gesichtet, die Literatur ausgewertet, die theoretischen Modelle entwickelt und die praktischen Konsequenzen abgeleitet.

In dem Zeitraum von 5 Jahren, welcher zwischen der Fixierung des Problemkatalogs bis zur Niederschrift der Ergebnisse vergangen ist, war es hilfreich und notwendig, die Fragen vom Beginn der Studie im Auge zu behalten, um die Entwicklung und den Stellenwert der Ergebnisse gewichten zu können.

Daher wird die Diskussion nach dem Problemkatalog gegliedert sein (s. S. 66ff.).

3.2 Methodik

– Klinische und labormedizinische Diagnostik,
– anthropometrische Messungen,

– perkutane Oxymetrie,
– pneumatische Hautdruckmessung.

3.2.1 Klinische und labormedizinische Diagnostik

Die in dem Abschnitt „Problemkatalog" aufgeführten Fragestellungen wurden an Beobachtungen von Krankheitsverläufen bearbeitet. Den Verlaufsbeobachtungen lagen Dekubitusvisiten, die in wöchentlichem Zyklus erfolgten, zugrunde. Die Dekubitalulzera wurden durch Fotografien dokumentiert. Umfang und Fläche der Ulzera wurden auf Klarsichtfolien festgehalten und anschließend planimetriert. Schriftlich erfolgte die Bewertung der Ulzera nach dem Schweregrad, dem Aussehen der Nekrosen sowie der nachweisbaren Stadien der Wundheilung.

Regelmäßig wurden folgende Laborparameter bestimmt: Cholinesterase, Albumin, Glukose im Serum, alkalische Phosphatase, γ-GT, GOT, GPT, LDH, Bilirubin, Cholesterin, Triglyzeride, Harnsäure, Harnstoff, Kreatinin, anorganischer Phosphor, Natrium, Kalium, Kalzium, Eisen, Chlorid, Gesamteiweiß, Erythrozyten, Leukozyten, Hämatokrit.

In unregelmäßigen Abständen wurden darüberhinaus der Transferrin- und der Ferritinspiegel bestimmt.

3.2.2 Anthropometrische Messungen

Zur Erhebung des Ernährungszustandes wurden anthropometrische Messungen vorgenommen und mit Hilfe eines Schemas der Fa. Pfrimmer, welches auf den Untersuchungen von Blackburn basiert, ausgewertet.

Folgende Normwerte gelten:

Dicke der Trizepshautfalte	m.: 14–11 mm
(gemessen mit einem Präzisionskaliber)	w.: 18–15 mm
Armmuskelumfang	m.: 28–23 cm
(Armumfang – Trizepshautfaltendicke · 3,14)	w.: 26–21 cm

Bei der Proteinmangelernährung sind Körpermasse und Fettdepots (Trizepshautfalte) normal; die Funktionsproteine Albumin, Cholinesterase sowie die Muskelmasse (Armmuskelumfang) erniedrigt.

Die Protein-Kalorien-Mangelernährung ist durch eine Verminderung von Körpermasse, Fettdepots (Trizepshautfalte) und Muskelmasse (Armmuskelumfang, Kreatininclearance) gekennzeichnet.

Die Schwierigkeiten in der Bewertung anthropometrischer Messungen infolge unterschiedlicher Konstitutionen im interindividuellen Vergleich gelten für die Verlaufsbeobachtungen und bei extremen Mangelzuständen nicht. Eine Verschlechterung des Ernährungszustandes spiegelt sich in den anthropometrischen Messungen wider, wenn es zu gravierenden Substanzverlusten gekommen ist (Brenner et al. 1987).

3.2.3 Perkutane Oxymetrie

Für die Messung des O_2-Gewebsdrucks stand die perkutane Oxymetrie mit dem Gerät von Hellige/Dräger, genannt Oxymonitor, zur Verfügung, welches mit 2 Meßsonden ausgestattet war. So konnte an 2 Hautbezirken simultan gemessen werden.

Die perkutane Oxymetrie basiert auf dem Umstand, daß Sauerstoff die Haut perfundieren kann. In einem mit Kleberingen luftdicht abgeschlossenen Hautareal perfundiert Sauerstoff von der Tiefe an die Oberfläche und wird mit einer O_2-Meßsonde (Transoxode) meßbar. Aus technischen Gründen wird eine Hyperämie erzeugt, in dem die Haut unter der Transoxode auf 45°C aufgeheizt wird. Die notwendige Heizleistung korreliert mit der Wärmetransportkapazität der Blutgefäße und gibt ein weiteres Maß für die Gewebsdurchblutung. Aus gut durchbluteten Hautarealen wird die Wärme rasch abtransportiert, so daß eine hohe Heizleistung erforderlich ist, um die Hauttemperatur auf 45°C konstant zu halten. Bei einer Gewebsischämie ist die Heizleistung niedrig, weil das Unterhautfettgewebe wärmeisolierende Eigenschaften hat. Die Eichung der Transoxode ist aufwendig; sie erfolgt mit Hilfe des atmosphärischen O_2-Partialdruck, wobei der Grad der Wasserdampfsättigung zu beachten ist.

Die perkutane Oxymetrie hat klinisch eine erstrangige Bedeutung für die Intensivüberwachung von Frühgeborenen mit einem Atemnotsyndrom, in zweiter Linie für Therapiekontrollen bei der peripheren arteriellen Verschlußkrankheit. Die Leistungsfähigkeit der perkutanen Oxymetrie wird am Fall 2 der Kasuistik, S. 56f., demonstriert.

Seiler u. Stähelin (1985) haben die perkutane Oxymetrie in der experimentellen Dekubitusforschung verwendet.

3.2.4 Pneumatische Hautdruckmessung

Schon bei den Vorbereitungen der Studie, deren Ergebnisse hier vorgetragen werden sollen, war offensichtlich, daß es kein Verfahren gab, mit dem in einfacher Weise festgestellt werden konnte, ob eine Lagerungstechnik auch wirklich zu einer Druckentlastung führt und ob der entlastende Effekt auch ausreichend sei. Anfangs haben wir mit einem Blutdruckapparat experimentiert; dabei wurde die Armmanschette zusammengefaltet, unter die

Haut geschoben und am Manometer der Wert des aktuellen Druckes abgelesen.

Die Nachteile dieses Verfahrens liegen auf der Hand. Eines wurde jedoch offensichtlich, nämlich daß es genügt, die Druckbelastung an den Hautarealen zu messen, wo erfahrungsgemäß die Dekubitalulzera zuerst auftreten, am Sakrum und unter den Fersen. Als Gütekriterium konnte auf den Wert des Kapillardrucks im arteriellen Schenkel, der seit den Untersuchungen von Landis (1930), mit dem Betrag von 30 mm Hg bekannt ist, zurückgegriffen werden. Wenn der Hautdruck diesen Betrag übersteigt, so sistiert die Gewebsdurchblutung und es entwickelt sich nach der Regel des dekubitogenen Produkts (Zeit · Druck) nach einer Latenzzeit ein Dekubitalulkus.

Aus den ersten Erfahrungen wurden an ein verbessertes Meßsystem folgende Anforderungen gestellt:
1. Ein Druckaufnehmer, der zwischen die druckbelastete Haut und die Unterlage gebracht wird, muß sich sowohl der Körperform wie auch der Unterlage anpassen; er darf nicht selbst zur Druckbelastung werden.
2. Das Meßsystem muß so einfach sein, daß seiner Anwendung in der täglichen Routine keine psychologischen Barrieren entgegenstehen.
3. Soweit der Druckaufnehmer Kontakt mit der Haut des Patienten hat, sind hygienische Belange zu beachten. Dies gilt in besonderem Maß bei Verschmutzung durch Körperausscheidungen.

Folgende Lösungsmöglichkeiten wurden gegeneinander abgewogen:
1. Piezoelektrischer Druckaufnehmer und Auswertung durch eine elektronische Vorrichtung:

    Vorteile: – Möglichkeit von EDV-Monitoring bei Dauerüberwachung,
                   – digitales Meßverfahren,
                   – gute Reproduzierbarkeit der Meßwerte;

    Nachteile: – Abhängigkeit von einer äußeren Energiequelle,
                   – Notwendigkeit der Desinfektion nach jedem Gebrauch,
                   – bei einer Dauerüberwachung muß der Meßfühler am Patienten fixiert werden; die gefährdete Haut wird der Inspektion entzogen.

2. Pneumatische Druckmessung:

    Vorteile: – der Druckaufnehmer kann als Einmalartikel konstruiert werden,
                   – keine äußere Energiequelle,

	– keine psychologische Barriere, da pneumatische Druckmessungen in der Krankenpflege Routine sind (Blutdruckmessung).
Nachteile:	– analoges Meßverfahren, – Einzelmessungen.

Im Hinblick auf die tägliche Praxis überwiegen die Vorteile der pneumatischen Druckmessung. Die technische Aufgabe wurde folgendermaßen formuliert:

1. Messung des Druckes an einer vorbestimmten Stelle zwischen einem nicht starren Körper mit einer beliebigen Dichteverteilung und einer variablen Polsterung einerseits und einer beliebig geformten und beliebig weichen Unterlage andererseits;
2. Beobachtung der Druckveränderung an der vorgegebenen Stelle bei einer Drehung oder andersartigen Lageänderung des aufliegenden Körpers bzw. der Unterlage;
3. Verzicht auf eine feste Verbindung von Druckaufnehmer und Körper bzw. Unterlage.

Die technische Lösung ist ein ringförmiger Druckaufnehmer aus einem elastischen Material, z. B. Latex. Der Ring hat als geometrische Eigenschaft, daß seine Oberfläche nicht konvex ist und daß er sowohl positive wie auch negative Krümmung aufweist. Ein derart geformter Hohlkörper aus elastischem Material hat dann die geringste Oberflächenspannung, wenn er teilweise mit Luft gefüllt ist. Die geometrischen Eigenschaften des Ringes werden zusätzlich durch Aussteifungen des Außenringes verstärkt. Mit Hilfe des konstruktiv bedingten Luftvolumens ist eine ungehinderte Druckübertragung vom Druckaufnehmer zum Manometer gesichert. Ein elastischer Druckaufnehmer mit einer vernachlässigbar kleiner Oberflächenspannung paßt sich allen Oberflächenveränderungen an. Eine Fixierung am Körper oder an der Unterlage ist nicht erforderlich.

Der ringförmige Druckaufnehmer wird mit einer Schlauchgabel mit einem handelsüblichen Manometer verbunden.

Ein Gabelarm kann mit einem Absperrventil gesperrt bzw. geöffnet werden. Vor einer Messung wird zunächst das Absperrventil geöffnet und ein Prüfdruck im Prüfkissen erzeugt. Damit wird die Funktionstüchtigkeit, insbesondere die Dichtigkeit, geprüft. Anschließend wird das Ventil geöffnet, bis sich im Meßsystem der atmosphärische Druck eingestellt hat. Wenn nunmehr das Ventil geschlossen wird, ist das Prüfgerät[5] einsatzbereit (Abb. 11).

---

[5] Bezugsquelle: Nicholas GmbH, Otto-Volger-Straße 11, 6231 Sulzbach/Taunus.

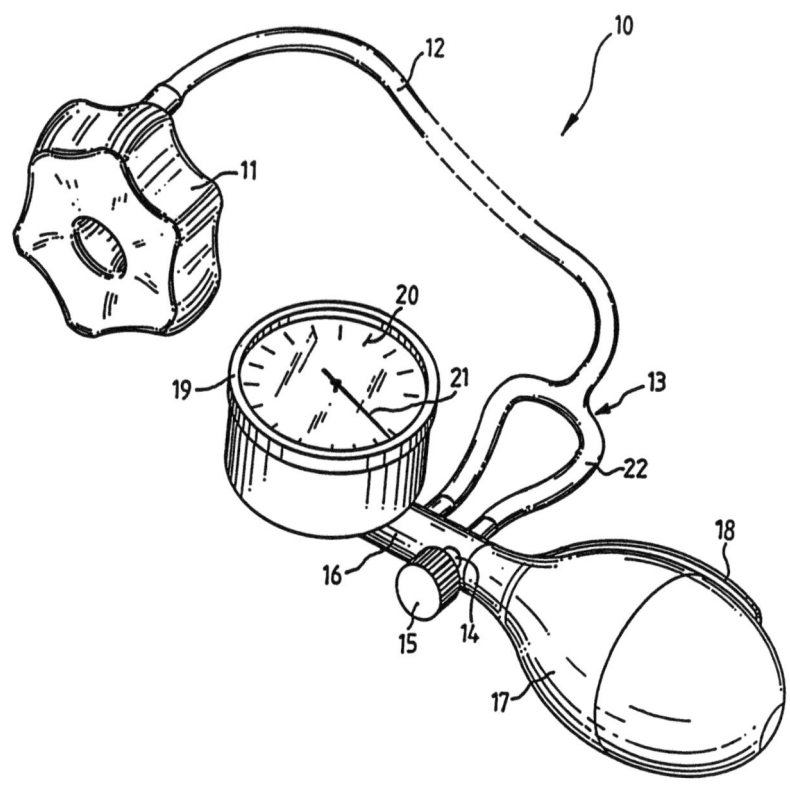

Abb. 11. Vorrichtung zur Hautdruckmessung; *10* Prüfgerät, *11* Prüfkissen, *12* Luftschlauch, *13* Schlauchgabel, *14* Absperrventil, *15* Rändelschraube, *16* Adapterrohr, *17* Ballon, *18* Gegenhalter, *19* Manometer, *20* Meßskala, *21* Zeiger, *21* Gabelarm
Pat. angem. P 38 03 552.9-35

Zur Messung des Hautdrucks wird das Prüfkissen unter das zu überwachende Hautareal geschoben. Der Patient liegt mit einem bestimmten, von der Aufliegefläche, dem Gewicht des Patienten und der Lagerposition abhängigen Druck auf seiner Unterlage. Dieser Druck teilt sich dem Prüfkissen mit und wird auf der Meßskala des Manometers angezeigt.

Wenn die pneumatische Technik der Hautdruckmessung in der Krankenpflege ihre besonderen Vorteile hat, so hat die piezoelektrische Druckmessung ihre Indikation, wenn es darum geht, Querschnittsgelähmte im Rollstuhl vor dem Sitzbeindekubitus zu schützen. Mit Hilfe des piezo-elektrischen Druckaufnehmers und einer elektronischen Auswertung kann nämlich die Zeit der Gewebsischämie gemessen werden. Über optische und akustische Signale wird dann der Querschnittsgelähmte rechtzeitig gewarnt und zur Druckentlastung aufgefordert (Hochstützen mit den Armen).

Eine weitere Technik zur Messung des Hautdrucks ist in der flexiblen Meßmatte von Nicol realisiert (Hennig u. Nicol 1978, Nicol u. Rusteberg, im Druck). Diese Matte enthält eine Vielzahl von Drucksensoren, deren Signale elektronisch zu Druckverteilungsgraphiken verarbeitet werden, die mit der Isobarendarstellung von Lindan (1965) vergleichbar sind. In der zeitlichen Abfolge eignen sich diese Druckverteilungsgraphiken zu Bewegungsstudien. Diese Technik ist für die wissenschaftliche Forschung und für die Ausbildung von Pflegekräften und Ärzten von erheblicher Bedeutung.

3.2.5 Anmerkungen zum Stand der Technik der pneumatischen Hautdruckmessung

Patentrechtlich gilt bisher das Patent US 35 13 698 von Ross, veröffentlicht am 26.05.1970 durch das United States Patent Office, als Stand der Technik. Dieses Patent sieht vor, daß zwischen Körper und Matratze ein Ensemble von 1 Zoll breiten Schläuchen plaziert wird. Jeder dieser Schläuche weist auf einer Seite einen Lufteinlaßstutzen für eine Verbindung zu einer Luftpumpe und einem Manometer auf; an dem gegenüberliegenden Schlauchende befindet sich eine Luftaustrittsöffnung (Abb. 12).

Der aufliegende Körper wirkt als Ventil, welches eine gleichmäßige Verteilung der Luft in dem Schlauch verhindert. Bei der Druckmessung wird soviel Luft in einen Schlauch gepumpt, bis der Körper von seiner Unterlage abgehoben wird und die Luft aus dem distalen Schlauchende ausströmt. Der Druck, bei dem der Körper von seiner Unterlage abgehoben wird, entspricht dem Druck zwischen Körper und Unterlage.

Es werden allerdings bei dieser Hautdruckmessung die Druckmaxima nivelliert, weil das aufliegende Gewicht sich auf die gesamte Fläche des Meßkörpers auswirkt. Außerdem kann die Druckentlastung durch eine Drehung der Körperlängsachse, wie sie bei der 30°-Schräglagerung erfolgt, nicht erfaßt werden, weil beide Enden des Schlauchsystems den Körper überragen.

Von technischer Raffinesse ist ein pneumatischer Drucksensor, den Neander u. Birkenfeld (1988) verwenden. Dieser Drucksensor besteht aus einer drucksensiblen Membran, einer fiberoptischen Signalübertragung, einem Regler und einer Luftpumpe. Eine Deformierung der drucksensiblen Membran durch eine äußere Druckeinwirkung wird durch eine Fiberoptik an den Regler übermittelt, der mittels der Luftpumpe einen Gegendruck aufbaut, bis die drucksensible Membran wieder ihre Ausgangsstellung erreicht. Der erforderliche Gegendruck entspricht dem lokalen

SKIN PRESSURE ANALYZER A61B 5/10

Filed April 24, 1967

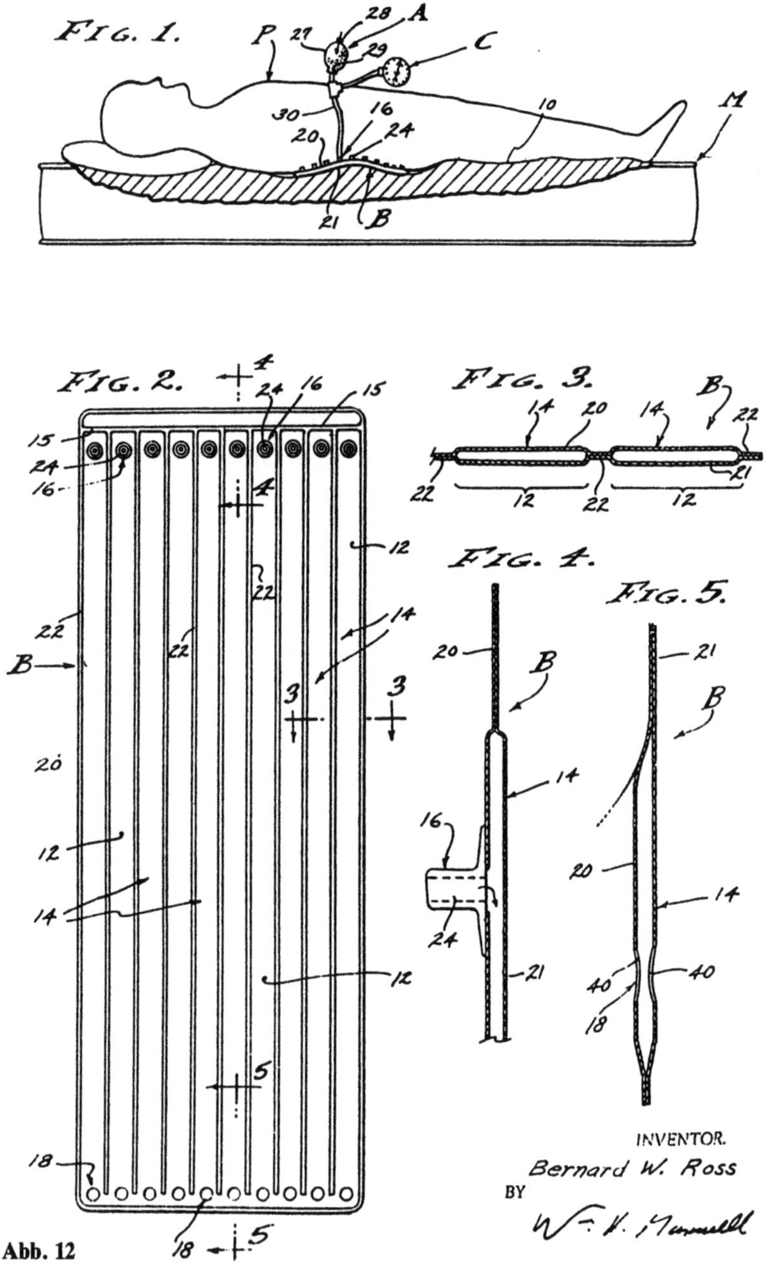

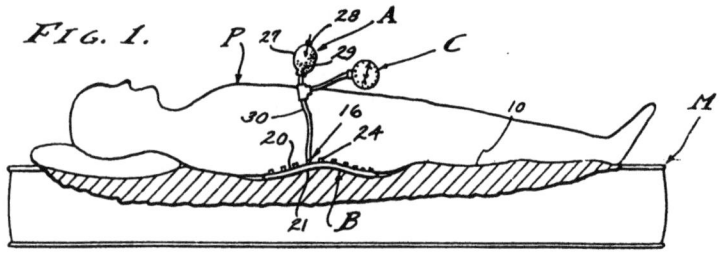

Abb. 12

Hautdruck. Zum Regler gehört ein Monitor und ein Drucker als Auswerteeinheit.

In Verbindung mit der perkutanen O_2-Druckmessung stellt der Drucksensor von Neander u. Birkenfeld (1988) ein wertvolles Forschungsinstrument dar. Insofern aber der Drucksensor an der Haut fixiert werden muß, ist er nur für Messungen an heilen Hautpartien geeignet.

Der Vergleich der konkurrierenden Systeme für die pneumatische Hautdruckmessung zeigt, daß das Hautdruckmeßgerät mit einem ringförmigen Prüfkissen, welches mit einem geschlossenen System arbeitet, für den täglichen Gebrauch in der Krankenpflege am ehesten geeignet ist.

3.3 Ergebnisse

Der Analyse der Behandlungsergebnisse auf einer 50-Bettenstation des Malteser-Krankenhaus über einen Beobachtungszeitraum von 5 Jahren sollen 2 Kasuistiken vorangestellt werden, die für den Autor persönlich zu Schlüsselerlebnissen zum Verständnis des Dekubitus geworden sind. Der 1. Fall endete nach einer Beobachtungszeit von 4 Wochen mit dem Tod des Patienten. Im 2. Fall war das Ergebnis einer mehrmonatigen stationären Behandlung die Heilung des Dekubitalulkus und die Entlassung der Patientin nach Hause.

3.3.1 Fall 1: Patient m., 86 Jahre alt, Schriftleiter

Vorgeschichte

Hungerdystrophie im Verlaufe einer 4½ Jahre dauernden KZ-Haft. Seit Jahren waren ein Diabetes mellitus und eine Herzinsuffizienz ambulant behandlungsbedürftig.

Ein Sturz in den frühen Morgenstunden hatte eine linksseitige, eingestauchte Oberschenkelhalsfraktur zur Folge. Die Fraktur wurde in einem auswärtigen Krankenhaus mit Kirschner-Drähten stabilisiert. Der postoperative Verlauf war zunächst komplikationslos; die Mobilisierung setzte zeitgerecht ein mit Übungen im Gehwagen.

Abb. 12. Hautdruckanalysator von Ross, *Fig. 1* Seitenansicht der üblichen Meßanordnung bei einer liegenden Person, *Fig. 2* Aufsicht auf das Blankett von Luftsegmenten, *Fig. 2, 3, 4* Querschnitte von Detailstrukturen entsprechend der Linien 3–3, 4–4, 5–5 von *Fig. 2*, *A* Ballonpumpe, *B* Blankett von Luftsegmenten, *C* Matratze, *P* liegende Person, *10* Oberseite des Blankett, *12* Meßsegment, *14* Oberseite des Meßsegments, *15* seitliche Begrenzung des Meßsegments, *16* Lufteinlaß, *18* Luftaustritt, *20* obere und *21* untere Schicht aus flexiblem Kunststoff (PVC), *22* Schweißnaht zwischen den einzelnen Meßsegmenten, *24* Lufteinlaßstutzen, *27* Ballon, *28* Luft vor dem Ballon und *29* zwischen dem Ballon und dem Verbindungsschlauch, *30* Verbindungsschlauch zum Blankett, Luftaustrittsöffnung. (Nach Ross 1970)

Nach 3 Wochen wurde der Patient ohne hinreichenden Grund schläfrig, und er klagte über Schmerzen am ganzen Körper. Bewegungsübungen konnten nicht mehr durchgeführt werden; es entwickelten sich Dekubitalulzera am Sakrum und an den Fersen. Ein Dauerkatheter wurde gelegt.

Aufnahmebefund

Eine Verlegung ins Malteser-Krankenhaus erfolgte 4 Wochen nach dem Sturz. Der Sakraldekubitus wurde klinisch als trockene schwarze Verfärbung der Haut in einer Ausdehnung von 30 cm^2 beschrieben. In der Mitte bestand ein Loch von 1 cm^2 Fläche und 4 cm Tiefe; dieses Loch war von trockenem nekrotischem Material begrenzt.

Meßwerte

Von den Laborbefunden war eine hypochrome Anämie bei einem Eisenspiegel von 21 µg/dl hervorzuheben. Der Tranferrinspiegel war mit 120 mg/dl unterhalb der Norm. Die Funktionsproteine waren ebenfalls pathologisch niedrig: Cholinesterase (ChE) 1269 U/l, Albumin 2,7 g/dl. Die übrigen Laborparameter, Leberenzyme, Lipide, Kreatinin, Elektrolyte und der Säure-Basen-Haushalt lagen im Normbereich.

Die anthropometrische Messung ergab eine Armmuskeldicke von 22 cm und eine Trizepshautfaltendicke von 9 mm. Beide Werte lagen unterhalb des Referenzbereichs. Sie waren in Zusammenhang mit dem Albuminspiegel typisch für einen Protein-Kalorien-Mangelzustand.

Bei der bakteriologischen Untersuchung wurden im Wundsekret folgende Keime nachgewiesen: E. coli, Proteus mirabilis, Staphylococcus aureus, Enterococcen sp., Sporenbildner der Clostridiengruppe. Die bakteriologische Urinuntersuchung ergab: E. coli, Proteus mirabilis.

Die Messung der Druckbelastung am Sakrum bei Lagerung auf einer mit Wasser gefüllten Matratze ergab einen Wert von 55 mm Hg. Diesem Wert steht als Norm der Wert des Blutdruck im arteriellen Schenkel der Kapillaren von 30 mm Hg gegenüber.

Behandlung

Die Nekrosen wurden täglich soweit wie möglich entfernt, das Ulkus mit PVP-Jod-Salbe behandelt und mit grobporigen Polyurethanschwämmchen ausgefüllt, die das Wundsekret auffangen sollten.

Die Allgemeinbehandlung bestand in der Gabe von Altinsulin und Diuretika. Die Klage über Schmerzen am Körper machte die Behandlung mit Opiaten notwendig. Wegen der Eisenmangelanämie wurden 2 Erythrozytenkonzentrate transfundiert.

Verlauf

Der Verlauf war durch eine rasante Vergrößerung des Sakraldekubitus bis auf eine Fläche von 110 cm^2 und der Fersenulzera gekennzeichnet. Täglich mußten neue Nekrosen entfernt werden. Nach 14 Tagen waren an beiden Wadenbeinen und an den Schulterblättern neue Ulzera hinzugekommen. An den abhängigen Körperpartien bildeten sich therapieresistente Ödeme.

Laborchemisch fielen die Werte der Funktionseiweiße ab: Cholinesterase von 1269 auf 652 U/l, Albumin von 2,7 auf 1,9 g/dl, Transferrin von 120 auf 81 mg/dl.

Der Patient verstarb 8 Wochen nach dem Sturz in der Wohnung, 4 Wochen nach der stationären Aufnahme im Malteser-Krankenhaus.

Epikrise

Im Leben dieses Patienten sind 2 Hungerphasen einander gegenüberzustellen:
1. Die exogene, aufgezwungene Hungerphase während der KZ-Haft, die jahrzehntelang überlebt wurde, und
2. die endogen bedingte Einschränkung der Nahrungsaufnahme durch Appetitlosigkeit während der zum Tode führenden Krankheit.

Der Sturz in den frühen Morgenstunden ist in vielen Fällen ein charakteristisches und auffallendes Element der Krankheit, die zum Tode führt; derartige Ereignisse werden durch Synkopen, Herzrhythmusstörungen oder Orthostasereaktionen ausgelöst; oft genügt der an sich geringe Blutdruckabfall nach einer Miktion.

Frakturen bei Stürzen in der Wohnung sind oft Endpunkte von uncharakteristischen Krankheitsverläufen, die sich zuvor über Monate oder Jahre erstreckt haben. Sie sind durch Schwindel, Appetitlosigkeit und Müdigkeit gekennzeichnet. Hierin unterscheiden sich die Frakturen in der Wohnung von den Frakturen bei Verkehrsunfällen.

Der postoperative Verlauf war dadurch auffällig, daß einem anfänglich regelhaften Heilungsverlauf eine plötzliche Zustandsverschlechterung folgte, die durch Somnolenz und Schmerzen gekennzeichnet war. Die Befundverschlechterung trat erst nach einem zeitlichen Intervall und sprunghaft ein, als ob Adaptationsmechanismen zusammengebrochen wären. Die Immobilität im Zeitraum nach der Befundverschlechterung war nunmehr der Auslöser des Dekubitalulkus an den bekannten Prädilektionsstellen Sakrum und Fersen.

Hervorstechendes Merkmal der Laboruntersuchungen war eine schwere Störung des Eiweißhaushaltes: zu erkennen an den Werten der Cholinesterase, des Albumin und des Transferrin. Die hypochrome Anämie kann nicht als Blutungsanämie gewertet werden. Bei einer Blutungsanämie ist der niedrige Eisenspiegel mit einer normalen bis erhöhten Eistentransportkapazität (Transferrin) verknüpft. Eine Erkrankung des hämopoetischen Systems hatte ebenfalls nicht vorgelegen. Der pathologisch niedrige Transferrinspiegel, der im Krankheitsverlauf weiter absinkt, schließt eine ausreichende Eisenversorgung des blutbildenden Marks aus. Somit ist die Anämie ebenfalls ein Symptom des gestörten Proteinstoffwechsels. In diesen Zusammenhang fügen sich die anthropometrischen Messungen von Armmuskeldicke und Trizepshautfalte und das Auftreten der therapieresistenten Ödeme (Hungerödeme) ein.

Was die diffusen Schmerzen betrifft, so war zu diskutieren, ob es sich hierbei um Osteoporoseschmerzen auf dem Boden eines allgemeinen Eiweißverlustsyndroms gehandelt hatte.

Die fotografische Dokumentation zeigt an den Dekubitalulzera ein Mischbild gegenläufiger Entwicklungen (Abb. 13a–d). Einerseits findet man eine zunehmende Vergrößerung des Dekubitalulkus, andererseits sieht man Bezirke mit beginnender Granulation und auch Epithelisation. Der Krankheitsverlauf zeigte jedoch, daß die Wundheilung hier den entgegengesetzt wirkenden Faktoren unterlegen ist.

Die Lagerung auf der wassergefüllten Matratze bewirkte eine Reduzierung der Druckbelastung auf 55 mm Hg. Der Hautdruck war jedoch immer noch höher als der Blutdruck im arteriellen Schenkel der Kapillaren; somit war die Weichlagerung ungenügend.

Bakteriologisch fand sich eine Mischflora von Aerobiern und Anaerobiern. In diesem Zusammenhang ist interessant, daß auch die Harnblase eine Mischflora aus dem Darmreservoir enthalten hatte, jedoch eine andere als die Mischung aus Aerobiern und Anaerobiern des Wundsekretes.

Schlußfolgerung

Wenn man die vorliegenden Befunde zusammenfaßt, so findet man alle Aspekte, die in der Literatur des Dekubitalulkus beschrieben sind: sekundäre Wundheilungsstörung durch anhaltende Druckeinwirkung; das Nebeneinander von Wundreinigung, Granulation und Epithelisation; die klassischen Prädilektionsstellen; die prognostisch ungünstige Wundflora; die Immobilität als auslösende Ursache.

Abb. 13a–d. Abbildungen zu Fall 1. **a** Erstbefund: trockene Nekrose mit zentralem Substanzdefekt; **b** nach 1 Woche: neue Nekrosen nach radikaler Entfernung des abgestorbenen Gewebes; stellenweise beginnende Granulation, keine Epithelisation, Rötung der Wundumgebung, tiefe Taschen mit Gewebseinschmelzung; **c** nach 2 Wochen: weitere Ausdehnung des Ulkus, Restnekrosen, stellenweise Granulation und Epithelisation, Wundgebung reizlos; **d** nach 3 Wochen: Ulkus weiter vergrößert, neue Nekrosen im Ulkusgrund, keine Zeichen der Wundheilung, Ödem

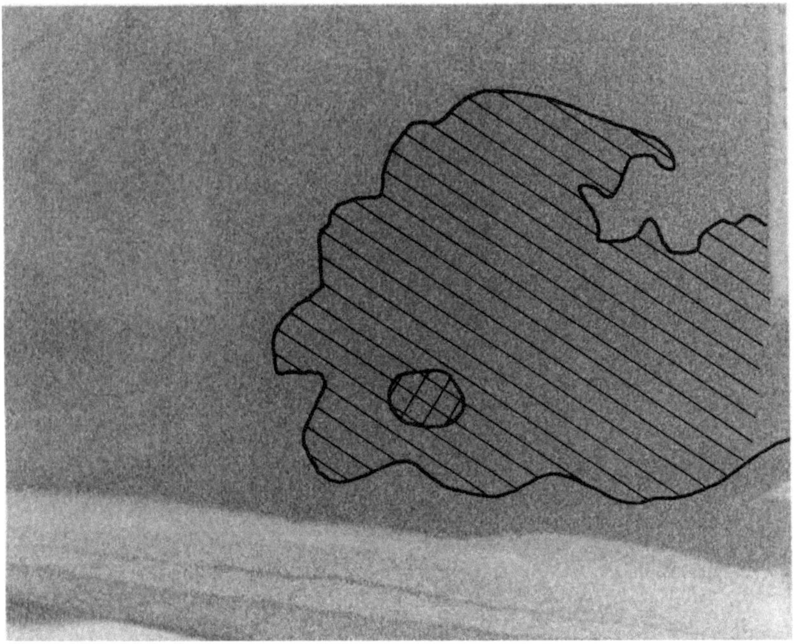

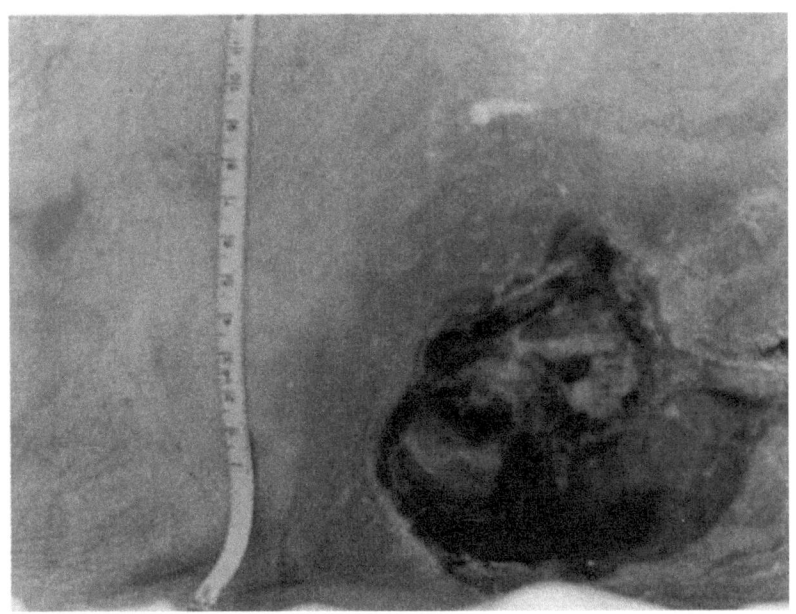

Abb. 13a

Abb. 13b

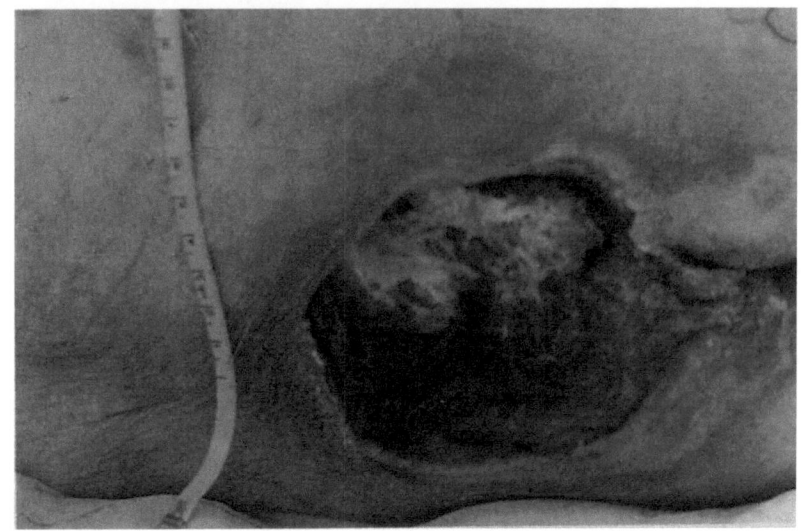

Abb. 13c

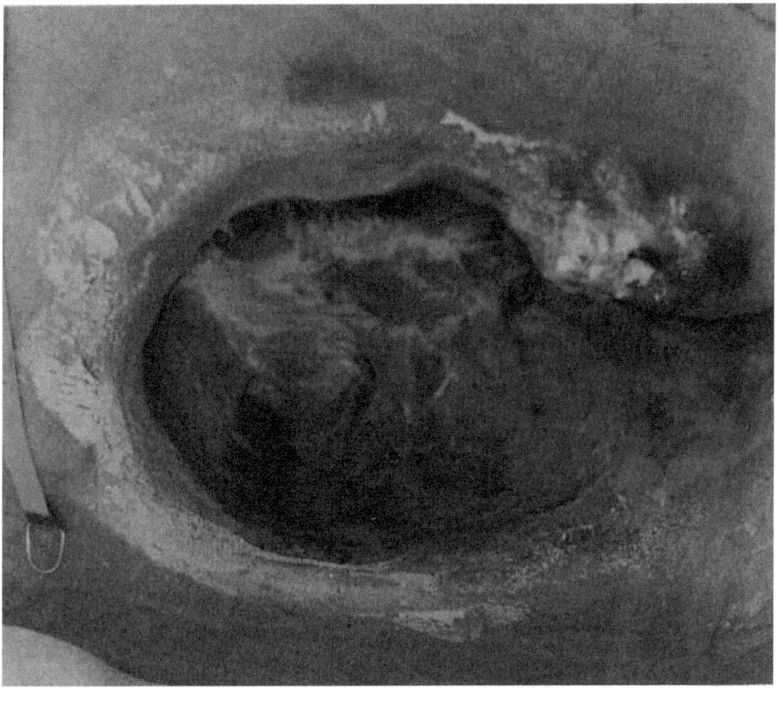

Abb. 13d

Darüber hinaus ist der phasenhafte Verlauf eines Protein-Kalorien-Mangelzustands deutlich geworden, in welchen sich die schubweise erfolgende Größenzunahme der Dekubitalulzera einfügt, bis zum Tod des Patienten.

3.3.2 Fall 2: Patientin, 83 Jahre alt, Hausfrau

Vorgeschichte

Hungerzustand in der Kindheit. Im Jahre 1940 ist ein M. Basedow aufgetreten, der sich nach 10 Jahren spontan zurückbildete. Seit 1955 bestand eine perniziöse Anämie. In den Jahren vor der aktuellen Erkrankung hatte sich zunehmend Schwindel entwickelt. Die Patientin konnte jetzt nur noch rückwärts die Treppe heruntergehen.

Anlaß für die Krankenhausbehandlung war ein Sturz im Treppenhaus. Die Patientin erlitt eine distale Fibulaschrägfraktur mit Beteiligung des Sprunggelenks. Die chirurgische Behandlung im auswärtigen Krankenhaus war konservativ. Nach 4 Wochen wurde die Patientin zur Rehabilitation ins Malteser-Krankenhaus verlegt. Im weiteren Krankheitsverlauf trat eine Reihe von Komplikationen auf. Ein Harnwegsinfekt wurde mit Cotrimoxazol behandelt mit nachfolgender Allergie und Mundsoor. In der 8. Krankheitswoche wurde als Ursache einer akuten Harnverhaltung mit Blasenblutung ein Ovarialzystom entdeckt. Von der 11.–13. Krankheitswoche mußte die Patientin wegen eines Subileus auf die Chirurgische Station zurückverlegt werden. Während der Immobilisierungsphase entwickelte sich ein Dekubitalulkus.

Befund

Dekubitalulkus am Sakrum mit einer Größenausdehnung von 30 cm^2. Das Corium war nicht zerstört.

Meßwerte

Von den Laborbefunden war eine hypochrome Anämie mit einem Eisenwert von 38 µg/dl auffällig. Der Transferrinwert war mit 134 mg/dl ebenfalls pathologisch erniedrigt. Der Ferritinspiegel war mit 166 ng/ml hochnormal. Die Funktionseiweiße Cholinesterase 1867 U/l, Albumin 2,7 g/dl waren erniedrigt.

Die anthropometrische Messung ergab eine Armmuskeldicke von 23 cm und eine Trizepshautfaltendicke von 10 mm. Die Armmuskeldicke befindet sich im Normbereich, die Trizepshautfaltendicke unterhalb der Norm. Der Proteinmangel, der sich in den Funktionseiweißen Cholinesterase und Albumin nachweisen ließ, hatte also noch nicht zu einem Abbau der Muskulatur geführt. Im Bereich des Unterhautfettgewebes, welches bei der Trizepshautfaltenmessung untersucht wird, war ein Substanzverlust jedoch schon evident.

Bei der bakteriologischen Untersuchung wurden im Wundsekret folgende Keime nachgewiesen: E. coli, Enterococcen sp., Pseudomonas aeruginosa, Staphylococcus aureus.

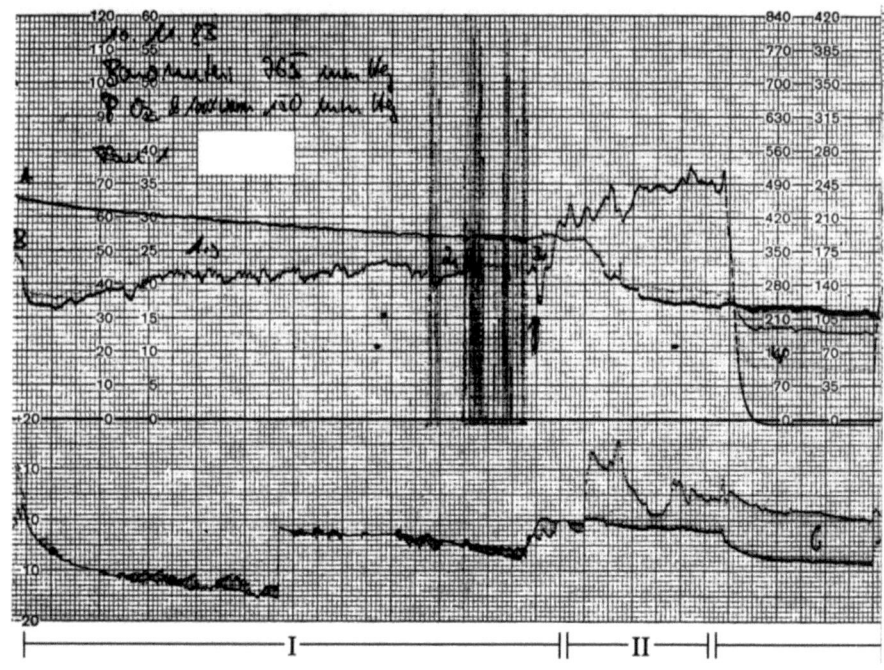

Abb. 14. Perkutane Oxymetrie zu Fall 2 mit Messung des O_2-Partialdrucks an der Rumpfhaut und dem Sakrum (Skala 0–240 mmHg) sowie der Messung der relativen Heizleistung als Hinweis auf die Gewebsdurchblutung (Skala 0–60), Kurve A: O_2-Partialdruck über der Rumpfhaut, Kurve B: O_2-Partialdruck über dem Sakrum, Kurve C: relative Heizleistung über der Rumpfhaut, Kurve D: relative Heizleistung über dem Sakrum; Zeitabschnitte: I Einstellphase (Aufheizung der Haut etc.), II Lagerungsversuch, III Rückenlage: der O_2-Partialdruck geht auf den Wert 0 mmHg; die Heizleistung sinkt ab; O_2-Anstieg bei vorübergehendem Lagewechsel (*Pfeil*), IV Seitlagerung: der O_2-Partialdruck am Sakrum steigt über den O_2-Partialdruck am Rumpf an (reaktive Hyperoxie), die relative Heizleistung am Sakrum und am Kopf nehmen die gleichen Werte an

Die bakteriologische Urinuntersuchung ergab: E. coli, Enterococcen sp., Pseudomonas aeruginosa, Proteus mirabilis.

Einen Einblick in die O_2-Versorgung des Gewebes in der Umgebung des Dekubitalulkus gewährte die perkutane Oxymetrie, die simultan an 2 Hautarealen durchgeführt wurde (Abb. 14). Die Kurven zeigen, daß unter einem druckbelasten Hautareal die O_2-Spannung auf den Wert 0 mmHg absinkt. Das Sistieren der Hautdurchblutung läßt sich am Rückgang der erforderlichen Heizleistung nachweisen. Nach der Druckentlastung kommt es zur Reperfusion, erkennbar am Kurvenverlauf der Heizleistung, und zu einer

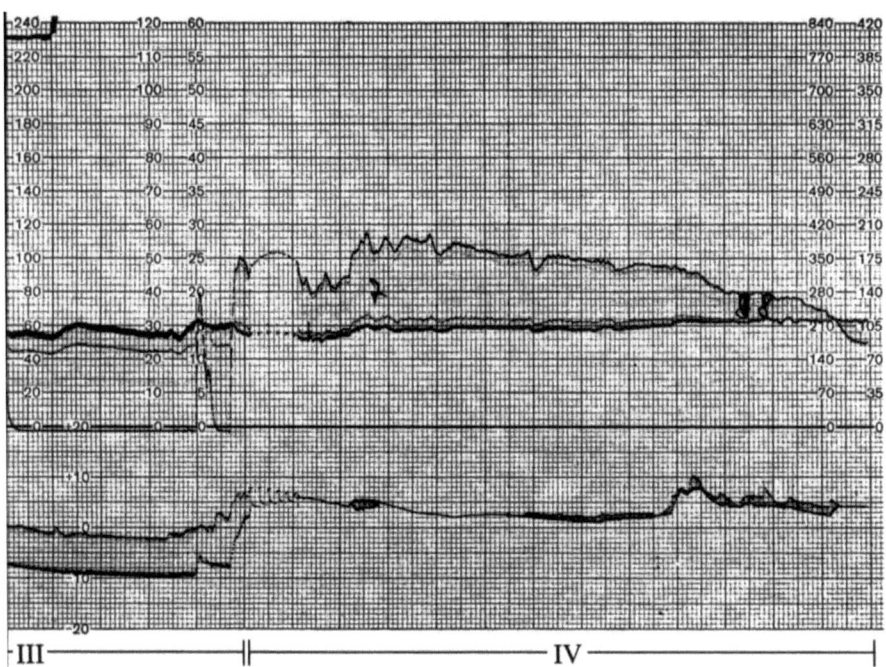

Abb. 14. (Fortsetzung)

reaktiven Hyperoxie. Nach einiger Zeit gleichen sich die Kurven des druckentlasteten Hautareals den Kurven des unbelasteten Hautareals, welche als Referenzkurven dienten, an.

Behandlung

In der Lokalbehandlung wurden eine Reihe von Therapeutika aus der Palette eingesetzt, die bei Dekubitalulzera empfohlen werden: Nobecutan, Cellcutana, Calmurid, Leukase, Unguentolan.

Im einzelnen werden diese Lokaltherapeutika unter 4.9 – „Lokalbehandlung" – besprochen. Keines dieser Mittel zeigte eine auffällige Wirksamkeit. Die Wundheilung verlief vielmehr parallel zur Besserung der Funktionseiweiße.

Diätetisch wurden die Milcheiweiße bevorzugt, die in allen Varianten, die die Küche zu bieten hatte, gereicht wurden.

Die Untersuchungsergebnisse der perkutanen Oxymetrie veranlaßten die konsequente 30°-Schräglagerung.

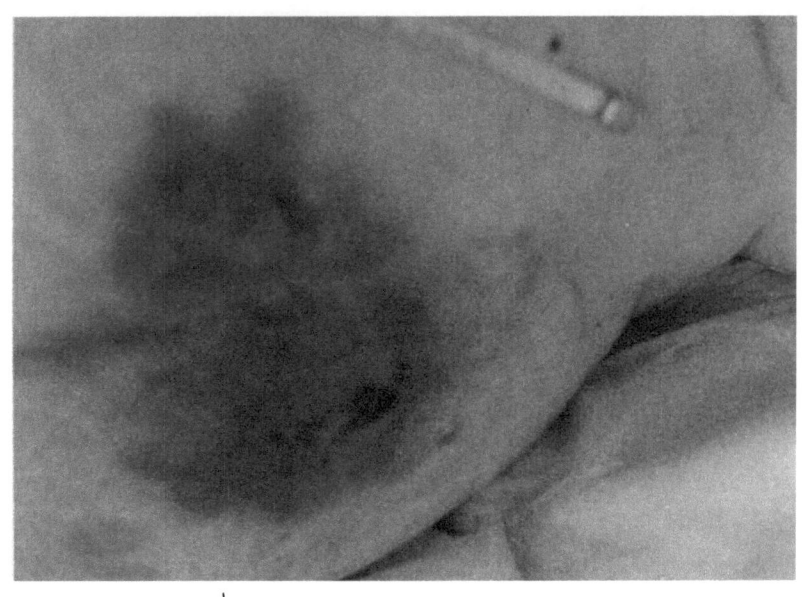

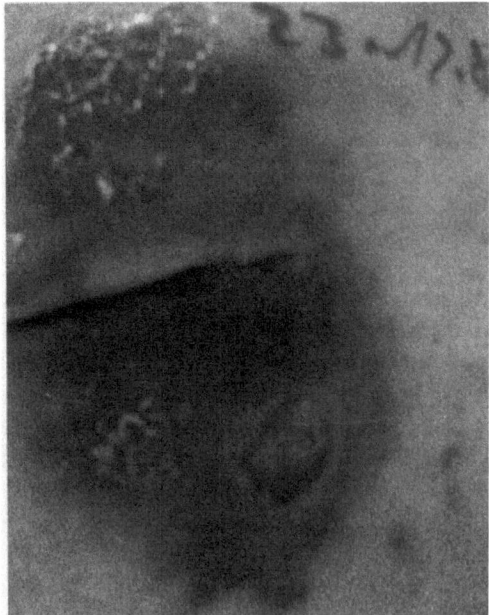

Abb. 15a–d. Abbildungen zu Fall 2, **a** Erstbefund: Sakraldekubitus mit Epitheldefekt und umschriebener Schwarzfärbung der erkrankten Haut, Ödem, **b** nach 1 Monat: Sakraldekubitus mit Epitheldefekt und Dermatitis; die Nekrose ist abgetragen; der Hautdefekt geht bis ins Corium, ohne dieses zu durchbrechen, **c** nach 2 Monaten: Dekubitus weitgehend abgeheilt, nach wie vor Dermatitis, Ödem, Befund vor Verlegung zur gynäkologischen Operation, **d** nach 3 Monaten: Befund bei Rückverlegung, Epitheldefekt und Dermatitis, kein Ödem

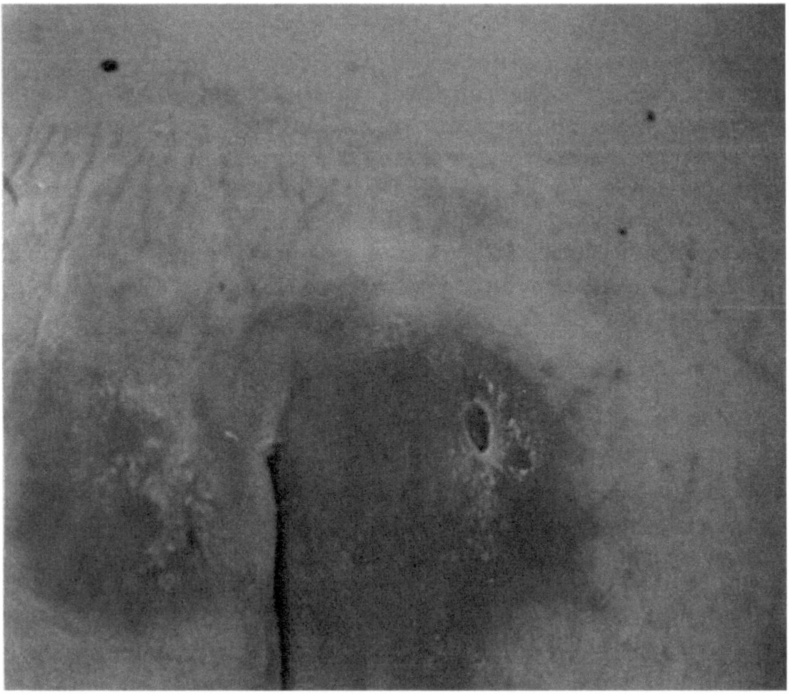

c

d

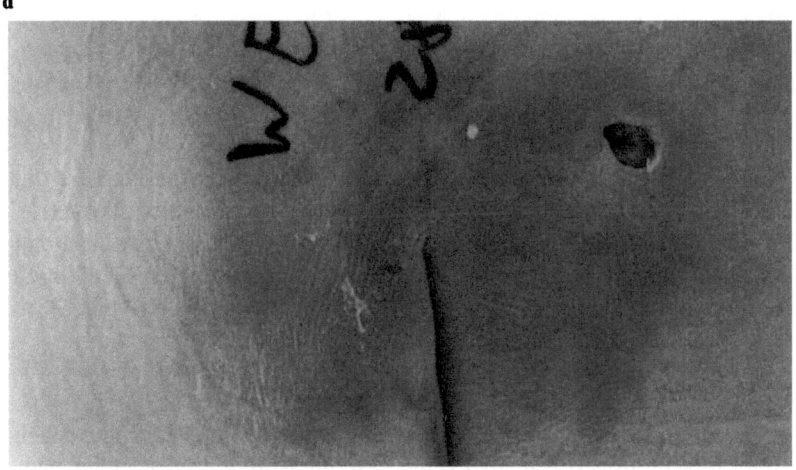

Verlauf

Bis zur 25. Krankheitswoche wurde das Dekubitalulkus zur Abheilung gebracht. Von der 26. bis zur 29. Krankheitswoche befand sich die Patientin auf einer gynäkologischen Abteilung zur Operation des Ovarialzystom. Während der 2. Immobilisierungsphase und erneuten Belastung des Proteinstoffwechsels kam es zu einem Rezidiv des Dekubitalulkus. In der 30.–37. Krankheitswoche erfolgte die abschließende Rehabilitationsbehandlung mit Abheilung des Dekubitus und dem Training der Aktivitäten des täglichen Lebens mit der Entlassung nach Hause (Abb. 15a–d).

Epikrise

Die Hypalbuminämie, die bei Dekubitalerkrankungen zu finden ist, schärfte den Blick für Hungerepisoden in der Vorgeschichte. Auch diese Patientin hat in ihrer Kindheit eine Hungerphase erlebt. Die Funktionsstörungen der Schilddrüse stehen in zeitlichem Zusammenhang mit Kriegseinwirkungen. Die perniziöse Anämie, die im 53. Lebensjahr diagnostiziert wurde, hatte keine exogene Ursache.

Auslösend für die langwierige Krankenhausbehandlung waren Schwindelzustände, die dem Sturz im Treppenhaus vorangingen. Von den vielen möglichen Ursachen von Schwindelzuständen sollen nur 2 herausgegriffen werden, die aus der Vorgeschichte abzuleiten waren. Diese waren zum ersten die mechanische Wirkung der inzwischen euthyreoten Struma auf die Halsgefäße im Bereich der oberen Thoraxapertur bei Kopfwendungen und zum zweiten die Komplikation einer an sich kompensierten Vitamin-B_{12}-Mangelerkrankung.

Ähnlich wie im 1. Fall war auch diese Krankengeschichte durch einen phasenhaften Verlauf mit einem Kalorien-Protein-Mangelzustand gekennzeichnet. Der Unterschied zum 1. Fall bestand darin, daß der Proteinmangel sich immer wieder beheben ließ. Außerdem hatte der Dekubitus nicht das Corium zerstört, so daß sich der Proteinverlust durch die Wunde in Grenzen hielt.

Daß die Weichlagerung an sich nicht ausreichte, um eine Hypoxie der druckbelasteten Hautareale zu vermeiden, zeigte die perkutane Oxymetrie. Nur durch eine konsequente Druckentlastung durch Umlagerung und Weichlagerung ist eine Normalisierung der O_2-Spannung im Gewebe zu erreichen. Eine O_2-Anreicherung der Atemluft mit der Nasensonde hat in diesem Zusammenhang nur eine marginale Bedeutung.

Die Wundflora stammte, wie die bakteriologischen Befunde belegen, aus dem Darm und der umgehenden Haut. In der Harnblase befand sich eine anders zusammengesetzte Keimflora; sie spielte für den Dekubitus keine Rolle. Beachtenswert war, daß keine Pilze im Wundsekret gefunden wurden, obwohl die Patientin nach einer antibiotischen Behandlungsserie Mundsoor entwickelt hatte. Im Wundsekret können Hefen vorkommen; Dermatophyten wären wohl eher in Keratinschuppen der intakten Haut zu finden gewesen. Daß Pilzinfektionen beim Dekubitalulkus eine untergeordnete Rolle spielen, steht im Einklang mit den Angaben in der Literatur (Seiler et al. 1979; Daltrey et al. 1981).

Zusammenfassung

Zusammenfassend war der letztendlich positive Verlauf darauf zurückzuführen, daß der Dekubitus das Corium nicht zerstört hatte und daß der Proteinmangel zu kompensieren war. Die Druckbelastung der Haut war geringer als beim Fall 1. Für die Wundheilung hatte daher die Epithelisation den Vorrang vor der Bildung von Granulationsgewebe. Die Wundflora bestand ebenfalls aus einer Mischflora, allerdings ohne sporenbildende Clostridien.

Stellungnahme zu Kasuistik Fall 1 und Fall 2

Die beiden Krankheitsfälle stellen Schlüsselereignisse zu einem verhältnismäßig frühen Zeitpunkt im Verlauf der Studie dar. Sie wurden hier deswegen vorgetragen, weil sie unter dem Eindruck vorhergehender Erfahrungen bis zum Ende aufmerksam beobachtet wurden, so daß auch zu Fehleinschätzungen Stellung genommen werden kann. Die diagnostischen und therapeutischen Ergebnisse werden in den folgenden Abschnitten ausführlich dargestellt werden. Die Gelegenheit einer Stellungnahme zur Kasuistik soll genutzt werden, Fehler zu kennzeichnen, die nur solange hingenommen werden können, als die unverschuldete Unwissenheit noch besteht.

Als fehlerhaft ist die Polypragmasie zu bezeichnen, die im Fall 2 dazu geführt hat, daß 5 Lokaltherapeutika verwendet worden sind, auch wenn sich die Behandlung über viele Wochen erstreckt hat. Fehlerhaft wäre auch der Versuch gewesen, den O_2-Mangel im Gewebe durch eine O_2-Substitution über die Nasensonde zu lindern.

Nichts darf den Blick auf die konsequente Druckentlastung der gefährdeten Hautareale verstellen. Die konsequente Druckentlastung hat 2 Voraussetzungen:
1. fundiertes theoretisches Grundlagenwissen,
2. Kontrolle des Hautdrucks im konkreten Einzelfall.

Zum Grundlagenwissen wird auf das Kapitel 2, zur Hautdruckmessung auf den Abschn. 3.2.4 verwiesen.

3.3.3 Analyse der Behandlungsergebnisse insgesamt

Aus den Kasuistiken wird deutlich, daß jeder Einzelfall komplex und nur bedingt vergleichbar ist. Immer ist jedoch die Immobilität der auslösende Faktor für Entstehen des Dekubitalulkus. Hinzu kommen aber mindestens 2 Phasen, in denen sich ein Protein-Kalorien-Mangelzustand entwickelt hat. Im ersten Zeitraum (Phase 1) leben die Patienten in der Regel noch zu Hause. Erst auf genaues Nachfragen bei der Anamnese ist zu erfahren, daß der betreffende Patient hinfälliger geworden sei und wegen Appetitlosigkeit unzureichend Nahrung zu sich genommen habe.

Die 2. Phase des Protein-Kalorien-Mangelzustandes beginnt zu dem Zeitpunkt, in dem der Eiweißverlust aus dem Dekubitalulkus einsetzt. Nunmehr kommt ein Circulus vitiosus in Gang. Die Bemerkung von Gadomski u. Raichura (1978), der Eiweißverlust durch das Wundsekret der großen Dekubitalulzera könne einen Wert bis zu 50 g pro Tag erreichen, läßt aufhorchen. Es stellt sich nämlich die Frage, ob ein solcher Eiweißverlust therapeutisch überhaupt ausgeglichen werden kann.

Bedrohlich wird der Proteinmangel durch den Mangel an Enzymen und anderen Funktionseiweißen, weil dadurch die Leistungsfähigkeit des Stoffwechsels abnimmt. Meßbar ist der Verlust an Funktionseiweiß am Transferrinspiegel und an der Aktivität der Serumcholinesterase. Mit dem Abfall der Serumcholinesterase gehen morphologisch faßbare Veränderungen der Hepatozyten, nämlich eine froschlaichartige Schwellung und Körnelung des Zytoplasma, einher (Braun 1980). Die Muskelatrophie, ebenfalls eine Folge des Proteinmangels, mindert die Mobilisierbarkeit.

Das Ausmaß des Proteinmangels entscheidet über den Krankheitsverlauf. Schwere Substanzdefekte, besonders aus einem Sakraldekubitus, verlaufen in der Regel letal. Dies ergibt sich aus der Tabelle 1, in der die Behandlungsfälle einer 50-Betten-Station im Zeitraum November 1983–Juni 1984 zusammengefaßt sind.[6]

Die zeitliche Begrenzung der Behandlungsfälle aus der Anfangsphase der Dekubitusstudie in Tabelle 1 ist erforderlich, weil das Dekubitalulkus einem Syndromwandel unterliegt, wenn Prophylaxe und Frühbehandlung sich auf einer Station durchsetzen. Dies zeigt die Gegenüberstellung der Dekubitusbehandlungsfälle der Monate Dezember 1983, Februar 1984, Oktober 1986 in Abb. 16a–c.

Bei einem vergleichbaren Patientenkollektiv nehmen die Behandlungsfälle zu, die Mortalität und der Schweregrad der Dekubitalulzera sinken. Infolge der Prophylaxe und Frühbehandlung werden die Dekubitalulzera zwar nicht vermieden, aber hinsichtlich des Krankheitsverlaufs positiv beeinflußt. Der niedrigere Schweregrad des Dekubitalulkus am Lebens-

---

[6] Station III des Malteser-Krankenhauses Berlin.

Tabelle 1. Dekubitusbehandlungsfälle einer 50-Betten-Station, Abteilung für Patienten mit chronischen Krankheiten, Beobachtungszeitraum: November 1983 – Juni 1984

Patient	Lokalisation	Grad[a]	ChE[b] (U/l)	Alb.[c] (g/dl)	Beobachtungsdauer	Ergebnis
1 U.	Sakrum	IV	–	–	5 Tage	†
2 Ri.	Sakrum	IV	–	–	9 Tage	†
3 Si.	Sakrum, multipel	IV	1700	2,9	3 Monate	†
4 Sch.	Sakrum, multipel	IV	653	1,9	4 Wochen	†
5 Na.	Sakrum	IV	5010	2,5	2 Wochen	†
6 St.	Sakrum	II	2570	3,1	4 Wochen	Abheilung
7 We.	Sakrum	II	4327	5,6	4 Monate	Abheilung
8 Wr.	Sakrum	II	2505	2,9	3 Wochen	Abheilung
9 Da.	Sakrum, aktinisch	IV	3500	4,0	6 Monate	Abheilung
10 Sa.	Sakrum, multipel	IV	784	2,2	5 Monate	†
11 Ca.	Fersen	IV	2814	4,2	3 Monate	Abheilung
12 Ge.	Ferse	II	3486	3,1	4 Wochen	Abheilung
13 Go.	Sakrum, multipel	IV	987	2,0	3 Wochen	†
14 Ma.	Sakrum	I	3070	3,4	2 Wochen	Abheilung
15 We.	Ferse	IV	1360	2,3	3 Monate	Abheilung
16 Fl.	Sakrum, multipel	IV	981	2,6	2 Monate	†
17 St.	Sakrum	IV	1715	2,7	4 Monate	†
18 Fa.	Sakrum	IV	1587	2,9	3 Wochen	†

[a] Gradeinteilung der Dekubitalulzera
 I: permanente Hautrötung,
 II: Epitheldefekt, Corium vital, Druckläsion auf das subpapilläre Gefäßnetz beschränkt;
 III: Corium und Unterhautfettgewebe nekrotisch, Druckläsion auf das cutane und subcutane Gefäßnetz ausgedehnt;
 IV: Nekrose bis in die Muskulatur bzw. in das Skelettsystem, Gefäße des Periost in die Druckläsion einbezogen.
Es wird der höchste Schweregrad während des Beobachtungszeitraumes angegeben.
[b] ChE (Cholinesterase): Normbereich 2000–6700 U/l.
[c] Alb. (Serumalbumin): Normbereich 3,8–5,1 g/dl.
Es werden die letztverfügbaren Werte angegeben.

ende belegt, daß die Patienten an ihren Grundkrankheiten sterben und nicht an deren Komplikation.

Auf ein Phänomen, welches sich nicht in den Statistiken niederschlägt, soll eigens aufmerksam gemacht werden. Es betrifft die zwischenmenschlichen Beziehungen zwischen einem Patienten und einzelnen Pflegepersonen. Immer wieder genesen Kranke von Dekubitalulzera mit schlechter Prognose. Wenn man diesen Fällen nachgeht, findet man, daß diese Patienten von einzelnen Schwestern in besonderer Weise persönlich angenommen, gewissermaßen adoptiert worden sind. Über die Pflege hinaus erhalten diese Patienten eine menschliche Begleitung, die Depression und

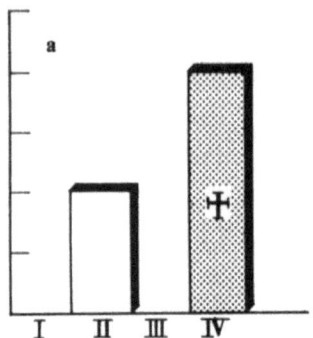
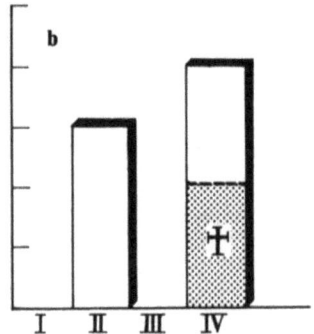
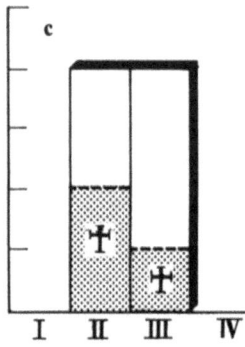

Abb. 16a–c. Syndromwandel des Dekubitalulkus infolge verbesserter Prophylaxe und Frühbehandlung im Monatsvergleich, **a** 01.12.1983, n = 6, **b** 02.02.1984, n = 7, **c** 03.10.1986, n = 8, *1.* Anzahl der Behandlungsfälle nimmt zu, *2.* Schweregrad der Dekubitalulzera geht zurück, *3.* Mortalität des Dekubitalulkus geht zurück, *4.* die Todesfälle bei geringeren Dekubitusgraden bedeuten, daß die Patienten an ihren Grundkrankheiten und nicht an deren Komplikationen sterben

Lebensmüdigkeit überwindet. Eine derartige Haltung übersteigt die arbeitsvertraglichen Verpflichtungen; sie kann nicht gefordert, sondern allenfalls gefördert werden und muß als Geschenk für alle Beteiligten gelten.

In diesem Zusammenhang soll auch an die Beobachtung von Andersen et al. (1982) erinnert werden, daß gefährdete Patienten vorwiegend innerhalb der ersten 10 Tage ihres Krankenhausaufenthaltes ein Dekubitalulkus entwickeln. Diese Zeit ist offensichtlich erforderlich, um zwischenmenschliche Beziehungen entstehen zu lassen, die für eine Dekubitusprophylaxe förderlich sind.

3.3.4 Regeln zur Prognose

Aus den Behandlungsergebnissen (vgl. Tabelle 1) lassen sich folgende prognostische Regeln ableiten:

Die Prognose des Dekubitalulkus hängt ab:
1. von der Tiefe der ischämischen Zone:
   oberflächliche Dekubitalulzera, bei denen die Druckläsion auf das subpapilläre Gefäßnetz beschränkt ist (Grad II), heilen innerhalb von Tagen oder Wochen ab; bei Einbeziehung des Corium und des Unterhautfettgewebes in die Nekrose ist die Prognose ungünstig;
2. von der Lokalisation:
   tiefe Dekubitalulzera an den Fersen, auch mit Knochenbeteiligung, heilen nach Monaten ab;
   tiefe Sakralulzera nehmen einen lebensbedrohlichen Verlauf;
3. vom Grad der Mobilisierbarkeit:
   Patienten mit einem tiefen Sakraldekubitus haben nur dann eine Überlebenschance, wenn sie täglich wenigstens eine Stunde im Sessel sitzen können.

Das Behandlungsergebnis bei bettlägerigen Patienten mit einem tiefen Sakraldekubitus wird in erster Linie durch den Proteinstatus und in zweiter Linie durch die Wund- und Lagerungsbehandlung bestimmt. Oft kommt es nur vorübergehend zu einer nennenswerten Granulation bzw. Epithelisation. Bei den Krankheitsverläufen mit tödlichem Ausgang entwickeln sich mit Fortschreiten des Proteinmangelzustandes Ödeme an den abhängigen Körperpartien und schließlich Dekubitalulzera an weiteren Hautbezirken.

4 Diskussion des Problemkatalogs

Die Gegenüberstellung der Behandlungsfälle im Monatsvergleich (Abb. 16a-c, S. 64) bestätigt die Beobachtungen von Andersen et al. (1982) und von Seiler u. Stähelin (1983), daß das klinische Erscheinungsbild der Dekubitalulzera beeinflußt werden kann. Der Schlüssel hierfür liegt in Gl. 1:

$$\text{Druck} \cdot \text{Zeit} = \text{const.}, \qquad (1)$$

die aus den tierexperimentellen Untersuchungen von Kosiak (1959) abzuleiten ist.

Druck und Zeit sind Gegenstand der Lagerung als Therapie. Der Term „const." bezeichnet die Ischämietoleranz, die für jedes Gewebe charakteristisch ist, jedoch durch den Einfluß von Risikofaktoren verringert wird. Bei Gesunden ist daher die Ischämietoleranz höher als bei den Kranken, die mit den Risikofaktoren für das Dekubitalulkus (s. Übersicht, S. 24) behaftet sind.

4.1 Lagerung als Therapie

Die Lagerung als Therapie umfaßt 2 Aspekte, die in Gl. 1 auf der linken Seite stehen: Druck und Zeit. Therapeutisch werden diese Aspekte bei der Weichlagerung und Umlagerung eingesetzt. Zwischen den Extremen „harte Lagerung und häufige Umlagerung" und „Weichlagerung und seltene Umlagerung" liegt der gangbare therapeutische Weg.

4.1.1 Lagerung auf einer wassergefüllten Matratze

Die Lagerung in einem Bett mit einer wassergefüllten Matratze ist eine typische Weichlagerung, bei der die Drucksenkung durch eine Vergrößerung der aufliegenden Körperoberfläche erzielt wird. Auf die technischen Einzelheiten wird in Abschn. 2.7.1, S. 28, verwiesen. Die eigenen Erfahrungen mit der wassergefüllten Matratze sind negativ (Tabelle 2). Mit Hilfe der Hautdruckmessung konnte nachgewiesen werden, daß am Sakrum keine

Tabelle 2. Druckbelastung am Sakrum bei Lagerung im Wasserbett

Patient	Geburtstag	Gewicht (kg)	Druck (mmHg)
Uh.	19.04.1903	41,3	110
Ri.	13.11.1929	40,5	60
Si.	03.09.1897	45,0	60
Sch.	23.02.1897	–	55
Wr.	20.04.1891	62,0	70
Da.	14.12.1904	66,5	100

Druckentlastung zu erzielen ist. Die Druckbelastung des Sakrum ist bei der Lagerung im Wasserbett sogar höher als bei der Lagerung auf einer Federkernmatratze. Die Frage, warum die Wechselwirkung zwischen Wasser und Patient nicht zu einer gleichmäßigen Druckbelastung entsprechend den hydrostatischen Gesetzen führt, hat zwei Antworten:
1. Die Bettwäsche, das Kopfkissen und die weiche Unterlage sind Störfaktoren, die die Wechselbeziehung zwischen Wasser und Körper modifizieren.
2. Der Körper sinkt mit seinem Rumpf um so tiefer ein, je mehr die Extremitäten und der Kopf aus dem Wasser herausragen. Im Falle der wassergefüllten Matratze sinkt das Becken bis zur Unterseite der Matratze ein, wo es ein Widerlager findet.

Diese Effekte sind um so ausgeprägter zu beobachten, je geringer der Rückenstreckertonus ist. Ein guter Tonus der Rückenstreckmuskulatur bewirkt eine gleichmäßige Druckverteilung auf dem Rücken.

4.1.2 Beckenhochlagerung mit einem Gelkissen

Eine annähernd gleichmäßige Druckverteilung bei Patienten mit einem ungenügenden Tonus der Rückenstreckmuskulatur ist mit Hilfe der Beckenhochlagerung zu erzielen. Hierzu wird unter das Gesäß ein Gelkissen (s. S. 31) geschoben. Das Ausmaß der Druckentlastung ist beträchtlich und in Abb. 17 dargestellt. Die gemessenen Druckwerte über dem Sakrum liegen bei der Beckenhochlagerung nur geringfügig über dem Blutdruckwert im arteriellen Schenkel der Kapillaren von 30 mmHg.

4.1.3 Umlagerung auf dem Lamellendrehbett nach Dr. Völkner

Bei der Lagerung auf dem Lamellendrehbett, welches in Abschn. 2.7.1, S. 32 beschrieben ist, ist eine rhythmische Änderung der Druckbelastung

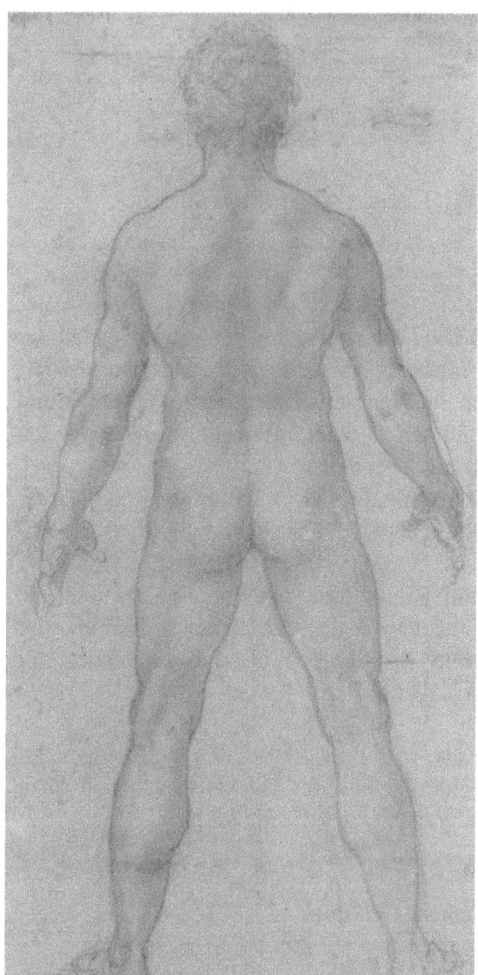

	Wasserbett	Krankenbett ohne Gelkissen	Krankenbett mit Gelkissen
Kopf:	15	10	25
Schultern:	15	–	35
Sakrum:	60–100	55–90	40
Unterschenkel und Fersen:	25 mmHg	35 mm Hg	40 mm Hg

Abb. 17. Ergebnisse der Druckmessungen bei Normalpersonen bei Lagerung im Wasserbett, im Krankenbett mit und ohne Gelkissen (Abbildung mit freundlicher Genehmigung des Prisma-Verlags Gütersloh entnommen aus: Leonardo da Vinci, *Atlas der anatomischen Studien* in der Sammlung Ihrer Majestät Elisabeth II. in Windsor Castle, 1978–1981)

nachweisbar. Am niedrigsten sind die Druckwerte, wenn sich die Luftkammern zu entleeren beginnen. Bei Messungen an Patienten schwankt die Druckbelastung am Sakrum zwischen 30 und 50 mm Hg. Neander u. Birkenfeld (1988) geben den Auflagedruck am Sakrum bei der Lagerung auf dem Lamellendrehbett mit 18 mm Hg als Minimum und 40 mm Hg als Maximum an. Sie haben allerdings ihre Messungen an gesunden Versuchspersonen im

Alter von 20–30 Jahren und mit Körpergewichten zwischen 60 und 86 kg vorgenommen. Zur Bewertung der Diskrepanz zu den hier vorgelegten Befunden muß darauf hingewiesen werden, daß bei jungen Versuchspersonen generell günstigere Werte erwartet werden dürfen, da diese über einen höheren Rückenstreckertonus und damit über eine gleichmäßigere Druckverteilung verfügen als kachektische Kranke. Unabdingbar ist es daher, die Druckwerte im konkreten Einzelfall zu kennen.

Die Lagerung auf dem Lamellendrehbett ist, unabhängig welches Kollektiv untersucht wird, günstiger als die Lagerung auf der mit Wasser gefüllten Matratze. Bei Kranken liegt aber die mittlere Druckbelastung über dem kritischen Kapillardruck von 30 mm Hg, so daß eine Ischämie nicht vermieden wird. Ob aber hieraus ein Dekubitalulkus entsteht, hängt von der Ischämietoleranz des belasteten Hautareals ab, nämlich vom Druck-Zeit-Produkt und den individuellen Risikofaktoren. Rechtzeitige und genügend lange Druckentlastungen bewirken, daß das Druck-Zeit-Produkt nicht überschritten wird.

Voraussetzung für die Funktion des Lamellendrehbett ist, daß der Patient genau mittig gelagert werden muß, daß sich also die Wirbelsäule über der Rotationsachse des Lamellendrehbett befindet. Anderenfalls ist die rhythmische Änderung der Druckbelastung der Haut nicht mehr gegeben. Diese Bedingung fördert jedoch die Immobilität. Die Angabe des Herstellers, die Drehbewegung des Patienten betrage 30°, muß dahin präzisiert werden, daß sie insgesamt 30°, d. h. 15° gegen die Horizontale, beträgt. Somit wird keine 30°-Schräglagerung, sondern eine 15°-Schräglagerung erzielt.

4.1.4 Schräglagerung nach Seiler u. Stähelin

Die 30°-Schräglagerung bringt eine Druckentlastung der angehobenen Körperhälfte und eine günstigere Druckverteilung der druckbelasteten Körperhälfte, weil die Haut dort belastet wird, wo zwischen Haut und Knochen Muskelgewebe zwischengelagert ist. Die Muskulatur und die konkave Kontur des knöchernen Widerlagers bewirken, daß die einwirkende Kraft auf eine größere Fläche verteilt wird und daß der Druck von der Oberfläche zur Tiefe hin abnimmt. Die theoretischen Grundlagen dieser Behandlung sind in Abschn. 2.2, S. 8 ff. entwickelt worden. Formal kann die 30°-Schräglagerung als „innere" Weichlagerung von der „äußeren" Weichlagerung (Wasserbett etc.) unterschieden werden.

Es gibt 2 Wege, um den Körper in die 30°-Schräglagerung zu bringen: 1. Man kann zwischen den Körper und die Matratze ein Lagerungskissen schieben; dieses Lagerungsmaterial sollte weich sein. Oder: 2. Man schiebt unter die Matratze einen Lagerungskeil, der wenigstens 20 cm dick ist; dieser sollte fest und wenig komprimierbar sein. Notfalls genügt eine gerollte Decke, um die Matratze mit dem daraufliegenden Patienten insgesamt in eine Schräglage zu bringen. Der Weg, die Matratze anzuheben, hat den Vorteil, daß die Eigenbeweglichkeit des Patienten am wenigsten behindert wird.

Auch bei der 30°-Schräglagerung ist es notwendig, den Hautdruck zu kontrollieren, weil allein schon dann, wenn das höher liegende Bein dorsal flektiert ist, die Druckbelastung am Sakrum der angehobenen Körperhälfte oberhalb des kritischen Wert von 30 mm Hg liegen kann. Zur korrekten Handhabung der 30°-Schräglagerung gehört darüber hinaus auch die Kontrolle, ob der Trochanter major auf der druckbelasteten Körperseite druckfrei ist.

Die 30°-Schräglagerung wird von Seiler u. Stähelin (1983, 1984, 1985a, b, 1986a, b) mit der weichen "Air-soft"-Matratze kombiniert. Bei den Hautdruckmessungen in der korrekten 30°-Schräglagerung wird die Druckbelastung am Sakrum mit Werten zwischen 20 und 30 mm Hg gemessen. Da auf keine Mechanik zu achten ist, ist die Umlagerung unproblematisch. Sie bleibt eine menschliche pflegerische Arbeit. Für Spontanbewegungen gibt die Unterlage ausreichend Widerhalt. Der Patient wird also nicht iatrogen immobilisiert.

Der subjektive Eindruck der Patienten ist im allgemeinen positiv; nur diejenigen, die mit Schwindelzuständen zu kämpfen haben, klagen zeitweilig über verstärkten Schwindel. Die Unsicherheit in der räumlichen Orientierung ist für alle Formen der Weichlagerung charakteristisch.

4.1.5 Drehung in der Hüftachse

Aus der Hautdruckmessung hat sich eine Variante der Umlagerungsbehandlung ergeben, die Kraft und Zeit spart. Üblicherweise wird der Patient bei der Umlagerung von einer Körperseite auf die andere gewendet. Das Sakrum kann aber auch wirksam druckentlastet werden, wenn der Körper in der Hüftachse gedreht wird.

Hierzu wird der Patient so gelagert, daß der Rumpf auf das aufrichtbare obere Drittel der Matratze (Kopfteil) zu liegen kommt (Abb. 18). Wird nun das Kopfteil des Bettes angehoben, dann wandert die Projektion des Körperschwerpunkts vom Sakrum in Richtung der Sitzbeinhöcker. Bei der Hautdruckmessung sinkt der Druck über dem Sakrum mit dem Aufrichten des Kopfteils auf einen beliebig niedrigen Wert.

Die Druckentlastung in der beschriebenen Form setzt voraus, daß das Becken exakt über dem Scharnier liegt, mit dem das Kopfteil der Matratze bewegt wird. Anderenfalls, wenn das Becken auf der mittleren Matratze liegt, steigt die Druckbelastung am Sakrum und an den Schulterblättern an, wenn das Kopfteil der Matratze angehoben wird; denn dabei würde das

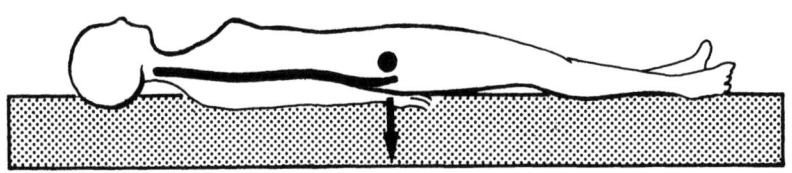

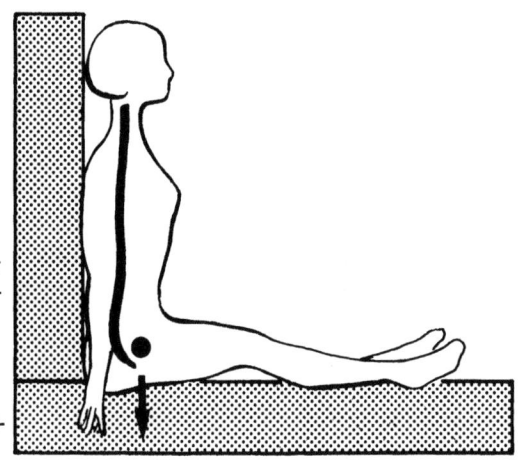

Abb. 18. Umlagerungsbehandlung durch Drehung in der Hüftachse, eine kräfteschonende Methode, das Sakrum zu entlasten, mit der Drehung in der Hüftachse wandert der Vektor des Körperschwerpunkts vom Sakrum zu den Sitzbeinhöckern

Körpergewicht über das Sakrum und über die Schulterblätter auf die Unterlage übertragen.

Die Umlagerung durch Drehung in der Hüftachse ergänzt die 30°-Schräglagerung dadurch, daß sie weniger Kraft benötigt und in den Tageslauf einbezogen werden kann. Mit jeder Mahlzeit, zu der ein bettlägeriger Patient in der beschriebenen Weise aufgerichtet und nicht im Liegen gefüttert wird, wird eine suffiziente Umlagerungsbehandlung durchgeführt. Patienten mit einer Muskeldystrophie, die über ein Bett mit einem elektrisch verstellbaren Kopfteil verfügen, können ohne fremde Hilfe die Dekubitusprophylaxe durchführen.

4.1.6 Sonderformen der Lagerung

Weitere Sonderformen der Lagerung sind die T-Lagerung und V-Lagerung. Diese Lagerungstypen werden nach der Anordnung der Lagerungskissen benannt. Bei der T-Lagerung wird die Wirbelsäule unterpolstert, so daß die Schulterblätter und der untere Rippenrand druckentlastet werden.

Bei der V-Lagerung weist die geschlossene Spitze der Lagerungskissen zum Kopf hin. Es werden die Dornfortsätze der Wirbelsäule druckentlastet. Die Indikation der V-Lagerung sind die Fälle, bei denen eine Kyphoskoliose zu beachten ist (Bienstein u. Schröder 1990).

4.1.7 Weichlagerung und Umlagerung der Fersen

Zweifellos dürfen über die Druckentlastung des Sakrum die Fersen, die die zweitwichtigste Prädilektionsstelle für das Dekubitalulkus bilden, nicht vergessen werden. Zur Weichlagerung der Fersen werden Dekubitusschuhe verwendet. Auch die Unterpolsterung der Beine bewirkt eine Anhebung und damit eine Druckentlastung der Fersen. Hierbei besteht die Gefahr der Spitzfußentstehung. Dieser Gefahr kann dadurch entgegengewirkt werden, daß die Patienten bei der Krankengymnastik, aber auch bei der Verwendung der Bettpfanne dazu aufgefordert werden, eine „Brücke" zu machen und dabei die Füße aufzustellen.

4.1.8 Zusammenfassung der Lagerung als Therapie

Die Lagerung als Therapie kombiniert Weichlagerung und Umlagerung, so daß die Aktivitäten der Patienten nicht beschränkt und die Kräfte und Zeit der Pflegenden beachtet werden. Was die Zeiträume betrifft, zu denen ein Lagerungswechsel durchgeführt werden muß, so gilt die Regel, daß alle 2 h ein Lagerungswechsel durchgeführt werden muß. Dieser Rhythmus beruht auf dem derzeitigen Wissensstand, daß die Ischämietoleranz der Haut 2 h beträgt. Lücken bestehen aber noch im Hinblick auf die notwendige Erholungszeit der druckbelasteten Haut. An der Lagerung als Therapie kann es sich erweisen, ob die moderne Krankenpflege sich zu einem Prozeß mit kybernetischen Elementen entwickelt. Sie folgt dann den Verfahrensschritten: **Lagern, Messen, Korrigieren.** Welche Lagerung auch immer gewählt wird, notwendig ist die Messung des Hautdrucks an der Stelle der akuten Dekubitusgefährdung, um unverzüglich notwendige Korrekturen vornehmen zu können. Zu einem kybernetischen Prozeß gehört unabdingbar ein Meßfühler.

Die eigenen Erfahrungen im Licht der pathophysiologischen Überlegungen haben dazu geführt, die Air-soft-Matratze und die 30°-Schräglagerung zu bevorzugen. Die Patienten werden mit dem Rumpf auf das drehbare Kopfteil der Matratze gelagert, zu den Mahlzeiten wird die Drehung in der Hüftachse als Variante der Umlagerung kräftesparend genutzt. Zur Umlagerungsbehandlung in der Nacht wird die Gelegenheit genutzt, zu der die Patienten die Bettpfanne verlangen, um die Nachtruhe der Patienten zu schonen.

Die Lagerung als Therapie beginnt zu dem Zeitpunkt, zu dem bei der morgendlichen Körperpflege eine persistierende Hautrötung über dem Sakrum bemerkt wird.

4.1.9 Anmerkungen zur Akzeptanz der Hautdruckmessung beim Pflegepersonal

Zur Akzeptanz der Hautdruckmessung beim Pflegepersonal muß bemerkt werden, daß bei den Anwendern besondere psychische Prozesse ablaufen. Es ändert sich qualitativ die Behandlungsweise, wenn beispielsweise ein Patient nicht nur in die 30°-Schräglagerung gebracht wird, sondern zusätzlich die Effektivität der Druckentlastung gemessen und ggf. eine Lagerungskorrektur vorgenommen wird. Am Beispiel der Lagerungsbehandlung unter Kontrolle der Hautdruckmessung konkretisiert sich die Krankenpflege als ein kybernetischer Prozeß (Juchli 1988). In der Sprache der Kybernetiker ausgedrückt, liegt hier ein typischer Übergang von einem gesteuerten zu einem geregelten Prozeß vor.

Die psychischen Reaktionen der Anwender laufen phasenhaft ab. Zunächst sind die Versuche mit der Hautdruckmessung als amüsante Spielerei betrachtet worden. Immerhin konnte mit der Hautdruckmessung manche Lagerungsmittel als ungeeignet identifiziert werden.

Abwehrreaktionen sind aufgetreten, als die Phase der anekdotenhaften, ungezielten Hautdruckmessung beendet war und die Einführung in die Praxis erfolgte. Die Lagerungskorrektur kostet einerseits Zeit und sorgt andererseits zunächst für Unsicherheit. Hinzu kommt, daß bislang die Krankenpflege mit der Dekubitusbehandlung allein gelassen worden ist und immer wieder mit dem Vorwurf konfrontiert war, das Dekubitalulkus sei Folge einer mangelhaften Pflege. **Die Hautdruckmessung kann sich erst dann durchsetzen, wenn die Lagerungstechniken und die Korrekturmöglichkeiten geläufig sind.** Dann entwickelt sich die Hautdruckmessung von einem Kontrollinstrument zu einem Mittel der Qualitätssicherung.

4.2 Intermittierende Sauerstoffgabe

Die intermittierende Sauerstoffbehandlung gehört zu den Verfahren, die sich bei ischämischen Erkrankungen bewährt haben, aber beim Dekubitalulkus deswegen nicht indiziert sind, weil sie von der eigentlichen therapeutischen Aufgabe, durch Druckentlastung die Sauerstoffversorgung des ischämischen Gewebes zu sichern, ablenken.

Bei der intermittierenden Sauerstoffbehandlung wird die Atemluft über eine Nasensonde mit Sauerstoff angereichert. Bei einer Dosierung von

2 l/min O_2, mit Wasserdampf gesättigt, wird die CO_2-Exhalation nicht behindert, so daß keine Säure-Basen-Störungen zu befürchten sind.

Bei Patienten mit einer peripheren arteriellen Verschlußkrankheit hat sich die Behandlung während der Nachtstunden bewährt. Eigene Messungen mit der perkutanen Oxymetrie haben gezeigt, daß trotz der schlafbedingten Atemdepression die nasale O_2-Substitution in der Lage ist, den O_2-Partialdruck in der Peripherie im Normbereich zu halten. Patienten, denen es nicht möglich ist, mit der Nasensonde zu schlafen, werden während kürzerer Zeitintervalle behandelt.

Die positiven Erfahrungen bei der arteriellen Verschlußkrankheit können nicht auf das Dekubitalulkus übertragen werden. Die perkutane O_2-Messung bei Fall 2 der Kasuistik belegt dies. Gesetzt den Fall, man könnte den O_2-Partialdruck sogar um 50% erhöhen, dann betrüge der O_2-Partialdruck im ischämischen Gewebe immer noch 0 mmHg. Da die Ischämie durch eine äußere Kompression bewirkt wird, ist der therapeutische Weg allein die konsequente Druckentlastung.

4.3 Urogenitalhygiene

Es kann nicht geleugnet werden, daß Patienten mit einem Sakraldekubitus über kurz oder lang einen Dauerkatheter erhalten. Dieser unbefriedigende Zustand wird durch die Gegebenheiten der Praxis erzwungen.

Gängig ist die Vorstellung, daß die belasteten Hautpartien vor der mazerierenden Einwirkung von Urin geschützt werden müssen. In der Tat vermindert die Druckbelastung die Abwehrlage gegen Krankheitserreger aller Art. Bei einer kritischen Bewertung der Katheterbehandlung muß festgestellt werden:

1. Der Schutz der druckbelasteten Haut ist mit einem Dauerkatheter nicht gewährleistet, weil oft Urin am Katheter vorbeiläuft.
2. Die bakterielle Belastung der Haut geht von der Darmflora aus. Man findet die Keime aus dem Darmreservoir im Wundabstrich.
3. Der Dauerkatheter verursacht, wenn er nur lange genug liegt, immer eine Blaseninfektion. Die Krankheitskeime in der Blase zehren die Substanz des Patienten auf, die dann nicht mehr für die Heilung des Dekubitalulkus zur Verfügung steht.

Ob mit oder ohne Dauerkatheter: wichtig ist die ausreichende Versorgung mit Windelvorlagen, die bei Durchfeuchtung gewechselt werden müssen. Die Haut selbst kann zusätzlich durch Vaseline oder gepufferte Salben (pH_5-Euzerin, Primamed) vor der mazerierenden Wirkung von Urin bzw. Kot geschützt werden.

Bevor ein Dauerkatheter gelegt wird, sollte geprüft werden, ob ein externes Urindrainagesystem verwendet werden kann. Ausgehend von den Erfahrungen mit der Technik der Anuspraeter-Versorgung werden nunmehr von der Industrie externe Drainagesysteme[7] angeboten mit Lösungen sowohl für Männer wie für Frauen.

Die größte bakterielle Belastung des Dekubitalulkus stellt das Kotschmieren bei chronischer Obstipation dar. Abhilfe wird dadurch geschaffen, daß an 3 „Abführtagen" pro Woche eine vollständige Darmentleerung induziert wird. Mit Laktulose wird eine Bifidusflora im Darm entwickelt und das Wachstum von Problemkeimen eingeschränkt.

Wenn eine vollständige Darmentleerung induziert wird, kann es von Vorteil sein, einen Fäkalkollektor[7] zu verwenden, der eine Verschmutzung des Dekubitalulkus durch Kot verhindert.

4.4 Infusionsprobleme

Die Hypothese, die diesem Punkt des Problemkatalogs zugrunde liegt, lautet, daß es zu erheblichen Elektrolytverlusten aus dem Wundsekret kommen müsse. Dies ist nicht der Fall. Auch der Säure-Basen-Haushalt bleibt überwiegend kompensiert. Wesentlich ist hingegen der Proteinverlust, der mit einem Wert bis zu 50 g Eiweiß pro Tag bei tiefen Dekubitalulzera beziffert wird (Gadomski u. Raichura 1979). Die Verringerung der Ischämietoleranz, die mit dem Proteinverlust einhergeht, ist der 3. Term der Kosiak-Gleichung

$$\text{Druck} \cdot \text{Zeit} = \text{const.}, \qquad (1)$$

die zum Thema dieses Abschnittes wird.

In den eigenen Untersuchungen konnte der Proteinverlust am Absinken der Werte des Serumalbumin, der Cholinesterase und des Transferrins, sowie an der Abnahme des Armmuskelumfanges bei den anthropometrischen Messungen und am Auftreten von therapieresistenten Ödemen nachgewiesen werden.

Das Absinken der Aktivität der Serumcholinesterase belegt, daß die Kapazität für die Proteinsynthese abnimmt. Hierzu sei daran erinnert, daß die Cholinesterase aktiv von der Leber in die Blutbahn sezerniert wird; dieses Enzym spiegelt also cum grano salis die Eiweißsyntheseleistung der Leber wider. Mit dem Abfall der Cholinesterase gehen morphologisch faßbare Veränderungen der Leberzellen einher (Braun 1980). Aminosäu-

---

[7] Bezugsquelle: Hollister Incorporated, Niederlassung Deutschland, Postfach 810409, 8000 München 1, Telefon 089/928000-0

reinfusionen, die ohne Berücksichtigung des Funktionszustandes der Leber gegeben werden, bergen die Gefahr der Aminosäurenintoxikation in sich.

Albumininfusionen, die bekanntlich nicht die Syntheseleistung der Leber tangieren, sondern unmittelbar in der Peripherie wirken, kommen als Alternative in Betracht. Ihr Nutzen liegt darin, daß der kolloidosmotische Druck angehoben wird, wodurch die Eiweißmangelödeme beseitigt werden; damit ist eine bessere Gewebsperfusion verbunden.

Die maximale Dosis beträgt 50 g Albumin über 24 h, wobei die Elektrolyte fortlaufend kontrolliert werden müssen. Eine derartige Therapie kann nur kurze Zeit durchgeführt werden und wird durch die kardiale Leistungsfähigkeit begrenzt. Im übrigen darf nicht unerwähnt bleiben, daß der Kostenfaktor zu beachten ist, zumal die *Rote Liste* keine Preisangaben für Albumininfusionen enthält. Eine ausreichende Substitution ist unmöglich, wenn der tägliche Eiweißverlust 50 g erreicht hat.

Der Proteinmangel ist dadurch zu behandeln, daß die Bildung von Wundsekret möglichst gering gehalten wird und daß frühzeitig für eine eiweißreiche Ernährung gesorgt wird. Eine hervorragende Rolle spielen Milchprodukte in allen Varianten, die die Küche zu bieten hat, aber auch die flüssige Sondenernährung. In diesem Zusammenhang sei auch an den in der Einleitung genannten Verantwortungsbereich des Patienten erinnert. **An einer ausreichenden Eiweißversorgung mangelt es häufig genug schon in der prästationären Krankheitsphase.**

Die Störung der Proteinbilanz wirkt sich unmittelbar auf die Blutbildung aus. Die Anämie beim Dekubitalulkus ist keine Blutungsanämie, sondern ein Ausdruck des gestörten Proteinstoffwechsels in der Leber und im blutbildenden Mark. Der niedrige Eisenspiegel, der regelmäßig gefunden wird, korreliert mit einem Mangel an Transportprotein Transferrin. Da es am Transportprotein fehlt, ist auch eine Eisensubstitution wirkungslos.

Das Absinken des Transferrinwertes und des Eisenspiegels ist von einem Anstieg des Serumferritinspiegels begleitet. Diese Befundkonstellation kennzeichnet die enge Beziehung der Anämie beim Dekubitalulkus mit konsumierenden Erkrankungen anderer Genese, z. B. Tumore, rheumatischer Formenkreis.

Ferritin ist das Eisenspeicherprotein, welches als lösliche Fraktion im Zytosol nachgewiesen wird; bei der histologischen Eisenfärbung wird das in ihm gespeicherte Eisen als Hämosiderin sichtbar. Ferritin ist aus 24 Untereinheiten zusammengesetzt und bildet eine poröse, kugelförmige Proteinhülle, in der durchschnittlich 2000, maximal bis 4000 Eisenatome gespeichert werden können. Erst seit 1972 liegt ein Radioimmunassay vor mit dem das Serumferritin gemessen werden kann. Ferritin umfaßt 15% des Eisenbestands des Organismus (Hämoglobin 69%, Myoglobin 9%, Transferrin

0,1%) und befindet sich überwiegend im retikuloendothelialen System und im Leberparenchym. Von dort stammt auch das Serumferritin. Bei gesunden Erwachsenen beträgt die Serumferritinkonzentration 20–300 µg/l bei einer Halbwertszeit von 6–24 h (Kaltwasser 1987).

Der Ferritinspiegel steigt mit dem Alter an. Geschlechtsspezifische Unterschiede bestehen insofern, als bei Männern – im Vergleich zu Frauen – in allen Altersgruppen höhere Werte gemessen werden. In den einzelnen Populationen findet sich eine logarithmische Normalverteilung (Pusch et al. 1981). Wegen dieser logarithmischen Normalverteilung ist es schwierig, mit statistischen Methoden hochnormale Ferritinwerte von pathologischen Befunden abzugrenzen.

Ob das Serumferritin bei pathologischen Prozessen aus dem Zerfall von nekrotischem Gewebe oder aus einer durch die Entzündung induzierten Ferritinsynthese in den Plasmazellen oder Tumorzellen stammt, sei dahingestellt (Topinkova 1987). Für die Bewertung der ansteigenden Serumferritinspiegel beim Dekubitalulkus muß damit gerechnet werden, daß der Organismus seine Eisenspeicher verliert.

Da eine Eisensubstitution bei der Anämie des Dekubitalulkus wegen der mangelnden Transportkapazität und Speicherkapazität nicht sinnvoll ist, bleibt die Transfusion von Erythrozytenkonzentraten als sinnvolle Maßnahme. Diese muß aber unter Berücksichtigung der Gesamtsituation und der Prognose erfolgen.

4.5 pH-Wert im Dekubitus und seiner Umgebung

Der Säureschutzmantel der Haut legt die Frage nach dem pH-Wert nahe. Untersuchungen des Wundgrundes mit Lackmus haben eine Blauverfärbung ergeben. Somit hat der Wundgrund keinen Säureschutzmantel.

Aus der Wundumgebung kann mit Lackmus keine verwertbare pH-Messung durchgeführt werden.

Therapeutischen Einsatz finden im sauren Bereich gepufferte Dermatika (pH-5-Euzerin, Primamed).

4.6 Zerebrale Aufhellung

Das Dekubitalulkus ist mit erheblichen Schmerzen verbunden. Dabei ist das Ulkus selbst nur dann Ausgang von Schmerzempfindungen, wenn ein vitaler Nerv offenliegt oder wenn es zur Neueinsprossung von Nervenfasern zu Ende der Granulationsphase kommt. Bei Diabetikern mit einer Neuropathie versagt vor dem Entstehen des Dekubitalulkus die lokale Schmerzempfindung allzu häufig.

Schmerzen bereitet den Patienten vielmehr jede Umlagerung und jede Bewegung. Darum trifft das Zitat aus dem 38. Psalm, welches dieser Monographie vorangestellt ist, so genau die Situation des Dekubituskranken. Die fehlende örtliche Schmerzreaktion und die Schmerzhaftigkeit jeder Bewegung verstärkt die Immobilität und perpetuiert somit die Ursache des Dekubitalulkus.

Ähnliche Klagen hört man sonst nur bei Patienten mit schwerer Osteoporose und bei Rheumakranken im Spätstadium. Bei Tumorpatienten kommt zum allgemeinen Schmerzempfinden immer auch noch der lokale Schmerz des Tumors hinzu.

Da die Patienten mit schweren Dekubitalulzera, besonders dann wenn das Sakrum betroffen ist, als Sterbenskranke anzusehen sind, so hat die Schmerzbekämpfung Vorrang. Dabei gelten die Regeln für chronische Tumorschmerzen (Tabelle 3). Nach Matthiessen (1987) müssen chronische Schmerzen verhindert werden (Zielvorgabe). Um eine unerwünschte Sedierung zu vermeiden, werden die Schmerzmittel oral verabreicht. Die Zeitintervalle richten sich nach der Halbwertszeit der Schmerzmittel und sind somit medikamentenspezifisch festgelegt. Die Einzeldosis wird nach dem Erfolg der Schmerzfreiheit individuell festgelegt. Häufig ist eine Zusatztherapie der obstipierenden Nebenwirkung der Opiate erforderlich.

Tabelle 3. Unterschiede in der Analgetikatherapie von akuten und chronischen Tumorschmerzen. (Nach Twycross 1978)

	Akute Schmerzen	Chronische Schmerzen
Ziel	Schmerzlinderung	Schmerzverhinderung
Rascher Wirkungseintritt	wichtig	selten erforderlich
Applikation	parenteral	oral
Sedierung	häufig erwünscht	überwiegend unerwünscht
Dosis	zumeist Standard	individuell
Gabe	bei Bedarf	nach Zeitplan
Zusatztherapie	selten erforderlich	häufig erforderlich

Die Schmerztherapie folgt einem Stufenplan und beginnt mit peripheren Analgetika (Tabelle 3; Paracetamol, ggf. Azetylsalizylsäure oder unter Beachtung der Risiken Metamizol). Wenn mit den peripheren Analgetika keine hinreichende Wirkung erzielt werden kann, sind orale Opiate erforderlich, die bis zur wirksamen Dosis gesteigert werden müssen (Tabelle 4; Matthiessen et al. 1987; Schoon u. Kleeberg 1987; Wilder-Smith u. Senn 1987). Ein Stufenplan zur medikamentösen Analgesie von tumorbedingten Schmerzen gibt folgende Übersicht (Matthiessen 1987):

1. Paracetamol (evtl. Azetylsalizylsäure oder Metamizol)[a]	bis 4000 mg/Tag

a) nur geringe Schmerzlinderung:
   - zusätzlich Neuroleptika (Haldol, Neurocil)
   - und/oder Umsetzen auf nichtsteroidale antiinflammatorische Substanzen (z. B. Diclofenac bis 150 mg)

b) keine Schmerzlinderung:
   evtl. zusätzlich Codein
   30–50 mg alle 4–6 h

---

2. **Therapie unter 1. ohne hinreichende Wirkung**

Ersatz des Codeins durch Morphin oder Buprenorphin:
- Morphinhydrochloridlösung (1 Tropfen = 1 mg)
  Anfangsdosis 5–10 mg alle 4 h
  (Steigerung bis zur wirksamen Dosis, gut geeignet zur Dosisermittlung)

- MST-Mundipharma Tabletten (10/30/60/100 mg)
  in 2 Tagesdosen (für Dauermedikation)
  Anfangsdosis 1 Tablette MST-Mundipharma 30 mg
  morgens und abends
  oder

- Buprenophin Anfangsdosis 1–2 Sublingualtabletten
  alle 6–8 h

---

[a] Vergleiche Hinweis des BGA, Dt. Ärztebl. 83, Heft 47, S. 3267.

Die Schmerzfreiheit wird zur zerebralen Aufhellung beitragen, den Patienten Lebensmut erhalten und depressive Todeswünsche mildern.

4.7 Entfernung der Nekrosen

Folgt man der Literatur, so sind die Nekrosen vollständig abzutragen, weil diese der Nährboden für die Wundinfektion sind. In den Nekrosen finden besonders die Anaerobier ihr Lebensmilieu.

Die kritische Betrachtung der eigenen, letal verlaufenen Dekubitusbehandlungen haben zu einer differenzierten Bewertung der Nekrosen geführt. Wie Fall 1 der Kasuistik zeigt, kann bei einem schweren Protein-Kalorien-Mangelzustand durch eine radikale Entfernung der Nekrosen ein fulminanter Verlauf ausgelöst werden, wenn es zu einer starken Wundsekretbildung kommt.

Bessere Ergebnisse sind zu erzielen, wenn differenziert wird, ob die Nekrosen feucht oder trocken sind. Feuchte Nekrosen sind unverzüglich zu entfernen; sie verursachen weitere Gewebseinschmelzungen und unterhalten die Wundinfektion.

Trockene Nekrosen behindern zwar die Granulation, können aber auch vorübergehend als Wundverschluß genutzt werden. In den trockenen Nekrosen wachsen keine Bakterien. In dieser Hinsicht orientiert sich die therapeutische Bewertung der trockenen Nekrose an der trockenen Gangrän bei der peripheren arteriellen Verschlußkrankheit.

Wenn die feuchten Nekrosen unverzüglich und die trockenen Nekrosen mit einer zeitlichen Verzögerung entfernt werden, wird der Eiweißverlust aus der offenen Wunde verlangsamt. Damit bleibt dem Patienten die Chance, den Proteinstoffwechsel zu stabilisieren, und er hat die Möglichkeit, sich auf die Phase der Wundgranulation vorzubereiten und Reserven zu sammeln.

Was den Hautschutz der Wundumgebung betrifft, so wird oft mit Zinkzubereitungen oder mit „gerbenden" Farbstoffen behandelt. Hautverfärbungen der Wundumgebung werden damit verdeckt. Die Rötung der Wundumgebung ist aber ein wichtiger Indikator in der Behandlung des Dekubitus. Sie zeigt an, wie weit sich unter der Haut eingeschmolzenes feuchtnekrotisches Gewebe erstreckt. Wenn alle feuchten Nekrosen entfernt sind, bildet sich die Hautrötung zurück. Die Umgebung der Dekubitalulzera ohne feuchte Nekrose weist eine normale Hautfarbe auf und ist reizlos.

4.8 Zeitfaktor

Die Therapie erstreckt sich im Stadium III und IV, wenn das Corium und die darunter liegenden Gewebe nekrotisch geworden sind, über Wochen und Monate.

Epitheldefekte (Stadium II) benötigen Wochen, die persistierende Hautrötung (Stadium I) Tage zur Ausheilung.

Die Erfahrung lehrt, daß Patienten, die im Frühstadium erfolgreich behandelt worden sind, immer überwacht werden müssen, solange die prädisponierenden Faktoren Immobilität und mangelhafter Appetit nicht beseitigt sind. Auf diese Weise verschiebt sich das klinische Erscheinungsbild der Dekubitalulzera mit zunehmender Erfahrung des therapeutischen Teams von der Versorgung sekundär heilender Wunden mit Gewebseinschmelzung zum Management der Immobilität und der Hypoproteinämie.

4.9 Lokalbehandlung

Es ist unmöglich, über alle Lokaltherapeutika, die bei Dekubitalulzera verwendet werden, ausreichende Erfahrungen zu sammeln. Diese liegen vor bei:
Polyvidonjod (Braunol 2000),
Polyvidonjod (Braunovidon-Salbe),
Harnstoff (Calmurid),
fetale Hautextrakte (Cellcutanae),
Mineralölraffinat (Granugenol),
H_2O_2 in 3%iger Lösung,
Framycetinsulfat/Trypsin (Leukase),
Thiram (Nobecutan),
Chloroxid(IV)-Sauerstoffkomplex (Oxoferin),
Lebertran (Unguentolan).

Braunol 2000, Betaisadona (Polyvidonjod) liegt in einer wäßrigen Lösung vor. Diese Zubereitungsform trocknet rasch und bildet eine bakterizide, fungizide und virostatische Schutzschicht. Bei langdauernder Behandlung großflächiger Wunden ist darauf zu achten, daß Jod resorbiert wird und eine Hyperthyreose auslösen kann. Es sind daher die Schilddrüsenparameter zu kontrollieren. Auch wenn keine Struma als prädisponierender Faktor vorliegt, ist eine Hyperthyreose nicht ausgeschlossen.

Braunovidon-Salbe: Polyvidonjod in einer lipophilen Zubereitungsform, haftet schlecht auf dem Wundgrund. Bei Anwendung der fetthaltigen Zubereitungsform werden mehr Nekrosen und Gewebseinschmelzungen beobachtet als bei der wäßrigen Darreichungsform.

Calmurid: Harnstoff in der Darreichungsform eine Creme soll die Granulation und Epithelisation fördern. Ein wesentlich positiver Effekt auf den Verlauf des Dekubitalulkus ist nicht nachweisbar.

Cellcutana stammt aus der Haut fetaler Schafe; dieses Medikament gehört zur Reihe der Trockenzellpräparate und ist nicht mehr im Handel. Ein positiver Effekt ist nicht beobachtet worden.

Granugenol ist eine Präparation aus Steinöl und gilt als ein Mittel, welches die Granulation fördert. Dieser Effekt ist bei sekundär heilenden Wunden anderer Genese auch nachweisbar. Beim Dekubitalulkus fördert Granugenol wie andere ölige und fettige Lokaltherapeutika die Nekrosenneubildung und kann die Wundinfektion nicht anhalten.

H_2O_2 in einer 3%igen wäßrigen Lösung: beim Kontakt mit vitalem Gewebe kommt es zur Freisetzung von Sauerstoff. Die freien Radikale, die hierbei entstehen, wirken bakterizid, fungizid und virozid. Die Wirkungsdauer ist an der Schaumbildung zu erkennen und kann daher genau zeitlich begrenzt werden. Die Lebensbedingungen der Anaerobier werden nachhaltig gestört. Sauerstoff wird bis an das perinekrotische Gewebe (Dettli 1973) herangebracht. Die Gefahr einer Luftembolie besteht nur bei offenen Blutgefäßen.

Leukase ist die Kombination eines lokalen Antibiotikums mit Trypsin. Bei der Anwendung dieses Präparates kommt es infolge der proteolytischen Enzymwirkung zu einer Vergrößerung des Dekubitalulkus, die über das Gebiet der Nekrose hinausgeht. Die proteolytischen Enzyme wirken auch in der perinekrotischen Zone (Detli 1973), die noch gerettet werden könnte. Es stellt sich daher die Frage, ob es notwendig ist, mit proteolytischen Substanzen die Wunde bis zum gesunden Gewebe zu vergrößern und den Weg für die Wundinfektion zu bahnen.

Nobecutan wird auf die Haut gesprüht zur Wunddeckung. Es ist nur bei keimfreien Epitheldefekten geeignet.

Oxoferin ist ähnlich wie H_2O_2 eine O_2-abspaltende Substanz in wäßriger Lösung. Die O_2-Abgabe erfolgt langsam und ist nicht an einer Schaumbildung zu beobachten. Eine eindeutige Wirkung konnte an den tiefen Dekubitalulzera nicht beobachtet werden. Positive Ergebnisse werden an sekundär heilenden Wunden anderer Genese beschrieben.

Unguentolan ist eine Lebertransalbe, die einen hervorragenden Schutz der Haut vor aggressiven Flüssigkeiten gibt. Bei sekundär heilenden Wunden anderer Genese hat es seine Indikation.

Ölige und fetthaltige Präparate eignen sich für die Lokalbehandlung der Dekubitalulzera nicht. Die Wundinfektion und die Nekrosenbildung nehmen zu (Seiler 1987).

Die Regel, daß feuchte Wunden feucht und trockene Wunden trocken zu behandeln seien, kann auf die kompressiv-ischämischen Wunden bei Dekubitalulkus nicht angewendet werden. Um die Wundinfektion auf das Unvermeidliche zu beschränken, müssen die Wunden möglichst trocken gehalten werden.

Lokaltherapeutika in wäßriger Lösung verdunsten rasch. Hinreichend infektionshemmend ist die Anwendung von 3%igem H_2O_2, gefolgt von Polyvidonjod. Die Gefahr einer Luftembolie durch die Anwendung von H_2O_2 besteht nur bei eröffneten Blutgefäßen. Wenn dem Polyvidonjod nachgesagt wird, es störe die sekundäre Wundheilung, so ist in bezug auf die Verhältnisse in der Praxis dagegenzuhalten, daß die Wundinfektion die Wundheilung nachhaltiger als der bestimmungsgemäße Gebrauch von Polyvidonjod stört.

Der Wundverband muß luftdurchlässig sein, damit keine feuchte Kammer entsteht, die das Keimwachstum fördert. Die trockene und keimarme Wunde verliert wenig Wundsekret und hält so den Substanzverlust in den unvermeidlichen Grenzen.

Verzichtet werden soll auf alle unwirksamen Behandlungsformen, auch wenn sie auf eine lange Tradition zurückblicken können. Die Methode des Eisens und Föhnens hat sich als hygienisch gefährlich erwiesen, weil pathogene Keime auf das Dekubitalulkus und die Wundumgebung verstreut werden. Sie ist darüber hinaus schädlich, weil sich die Hautdurchblutung verschlechtert (Neander et al. 1990).

Zum Schutz vor der druckbedingten Ischämie gibt es keine Abhärtung und keine Gewöhnung, sondern nur die Aktivierung und Mobilisierung.

5 Behandlungskonzept

Bestimmend für das Behandlungskonzept des Dekubitalulkus ist die Beobachtung, daß tödliche Verläufe durch ein stufenweises Zusammenbrechen des Proteinstoffwechsels gekennzeichnet sind. Der Beginn des Proteinmangelsyndroms ist, wie die Kasuistiken gezeigt haben, sehr oft in der Vorgeschichte zu suchen. Die Immobilität, die bei anderen Autoren (Gadomski u. Raichura 1978; Reddy 1983; Seiler u. Stähelin 1983, 1984, 1985 a, b, 1986 a, b) wegweisend ist, ist der zweite wichtige Faktor in der Behandlung.

Alle therapeutischen Maßnahmen müssen einfach und einheitlich gehandhabt werden. In diesem Zusammenhang sei an die Forderungen von Seiler u. Stähelin (1984) an die Behandlung des Dekubitalulkus erinnert (S. 28), die die folgenden Punkte umfassen:
1. optimale Druckentlastung,
2. rasche Verfügbarkeit der Materialien und Hilfsmittel,
3. Einfachheit und Einheitlichkeit der Methodik,
4. Verzicht auf technische Apparaturen und Hilfsmittel,
5. kostengünstiges und hygienisches Material,
6. Methoden und Mittel müssen human sein.

Die Druckentlastung ist der kausale Faktor in der Behandlung der kompressiv-ischämischen Hautläsion des Dekubitalulkus. Sie muß, wenn die ersten Symptome auftreten, sofort ohne große Vorbereitung in dem Bett, in dem sich der Patient befindet, mit den Hilfsmitteln, die auf der Station vorhanden sind, durchgeführt werden.

Einfachheit und *Einheitlichkeit in der Vorgehensweise* aller Mitarbeiter einer Krankenstation ist erforderlich, weil anderenfalls wertvolle Arbeitskapazität verschenkt wird und die betroffenen Patienten verunsichert werden. Hierfür sind die tägliche Stationsbesprechung, die Dokumentation und die wöchentliche Dekubitusvisite notwendig. In diesem Rahmen sind die Arbeitsbedingungen und das psychische Klima so zu fördern, daß sich zwischen den Schwestern und Pflegern einerseits und den Kranken andererseits zwischenmenschliche Beziehungen entwickeln können.

Eine falsche Sicherheit suggerieren technische Apparaturen und Hilfsmittel, die wie das Lamellendrehbett die Immobilität fördern oder wie die wassergefüllte Matratze das gefährdete Sakrum einer besonderen Druckbelastung aussetzen. Wer eingeklemmt in einem Sandwichbett von der Rücken- in die Bauchlage gedreht worden ist, weiß, welche Angstgefühle damit verbunden sind.

Dekubitusgefährdet sind viele Patienten; ihre Behandlung ist eine breitgefächerte Aufgabe. Daher müssen die verwendeten Materialien kostengünstig sein. Daß bei der Dekubitusbehandlung die Regeln der Hygiene zu beachten sind, bedarf keiner Erläuterung.

Die letzte Forderung von Seiler u. Stähelin (1984) an die Behandlung des Dekubitalulkus erinnert daran, daß Menschen Mitmenschen behandeln und daß dabei Humanität wirklich werden soll.

5.1 Prophylaxe

5.1.1 Protein-Kalorien-Mangel

Der Protein-Kalorien-Mangel ist der früheste Faktor in der Ereigniskette, die zum Dekubitalulkus führt. Darum setzt die Prophylaxe bei der Kontrolle des Ernährungszustandes an. Bei der Erhebung der Anamnese ist nach den Lebens- und Ernährungsgewohnheiten zu fragen und nach Hinweisen auf eine Depression zu suchen. Nach Bekundungen von Noelle-Neumann (1987) sind aufgrund demoskopischer Befunde 50% der deutschen Bevölkerung depressiv. Der Proteinmangel kann laborchemisch nachgewiesen werden. Aus den Pflegeberichten sind die Hinweise auf Appetitlosigkeit ernst zu nehmen.

Die Ernährung der Dekubitusprophylaxe ist eiweißreich mit Betonung der Milchprodukte. Sie soll abwechslungsreich sein und auf die Vorlieben der Patienten eingehen. Ergänzt wird die eiweißreiche Diät durch anabole Hormone, z. B. Metenololacetat (Primobolan) in der Depotform alle 4 Wochen.

Die enterale Ernährung hat Vorrang vor der parenteralen Ernährung (s. S. 75f.).

5.1.2 Immobilität

Die Immobilität ist der 2. Faktor in der Dekubitusentstehung. Ihr wird v. a. durch die aktivierende Pflege, die Krankengymnastik und die Ergotherapie entgegengewirkt. Besondere Aufmerksamkeit verdienen isometrische Übungen für die Rückenstreckmuskulatur, weil deren Tonus die Druckverteilung im Liegen beeinflußt (s. S. 67). Ein zu geringer Tonus bedeutet eine ungleichmäßige Druckverteilung und damit eine erhöhte Druckbelastung des Sakrums.

Da in bezug auf die Immobilität ein Tagesrhythmus in dem Sinne besteht, daß nachts die Zahl der Spontanbewegungen bei Dekubitusgefährdeten besonders niedrig ist, so bietet die morgendliche Körperpflege die Gelegenheit, nach Hautrötungen an den gefährdeten Körperstellen zu fahnden. Zielsicher wird die Suche nach Frühstadien des Dekubitalulkus, wenn beachtet wird, daß während der ersten 10 Tage der Klinikbehandlung die Gefährdung besonders hoch ist.

5.2 Frühbehandlung

Ist von einem Patienten gemeldet worden, daß an einer Prädilektionsstelle eine persistierende Hautrötung entstanden ist, dann ist der Zeitpunkt der Frühbehandlung gekommen. Schon in den Vormittagsstunden eines jeden Behandlungstages können und sollen die Maßnahmen der Frühbehandlung eingeleitet werden:

5.2.1 30°-Schräglagerung

Die Basis der Lagerungsbehandlung ist die 30°-Schräglagerung mit Lagewechsel alle 2 h. Die Schräglagerung wird durch keilförmige Matratzenteile oder Lagerungskissen gesichert, so daß sich der Patient bequem gebettet fühlt. Die Umlagerungen sollen sich nach der Tagesrhythmik richten, wobei sowohl die Drehung des Körpers von einer Seite zur anderen wie auch die Drehung in der Hüftachse zum therapeutischen Repertoir gehören (Abb. 19a–d).

5.2.2 Weichlagerung

Hierfür sind die weichen "Air-soft"-Matratzen besonders geeignet. Fersenpolster ergänzen die Weichlagerung.

Abb. 19a–d. Lagerungsbehandlung: durch die Hautdruckmessung kontrollierte Schräglagerung und Drehung in der Hüftachse. **a** Gütekriterium der Dekubitusbehandlung, 30 mm Hg Hautdruck, der Hautdruck muß niedriger sein als der Blutdruck im arteriellen Schenkel der Kapillaren, **b** Lagerung auf dem Rücken, der Hautdruck am Sakrum beträgt 108 mm Hg, hohe Dekubitusgefährdung bei Immobilität, **c** 30°-Schräglagerung, der Hautdruck am Sakrum beträgt 66 mm Hg, Reduzierung der Dekubitusgefährdung, **d** 30°-Schräglagerung nach Korrektur durch Drehung in der Hüftachse, der Hautdruck am Sakrum beträgt 30 mm Hg, nunmehr ist die Kapillardurchblutung nicht mehr unterdrückt

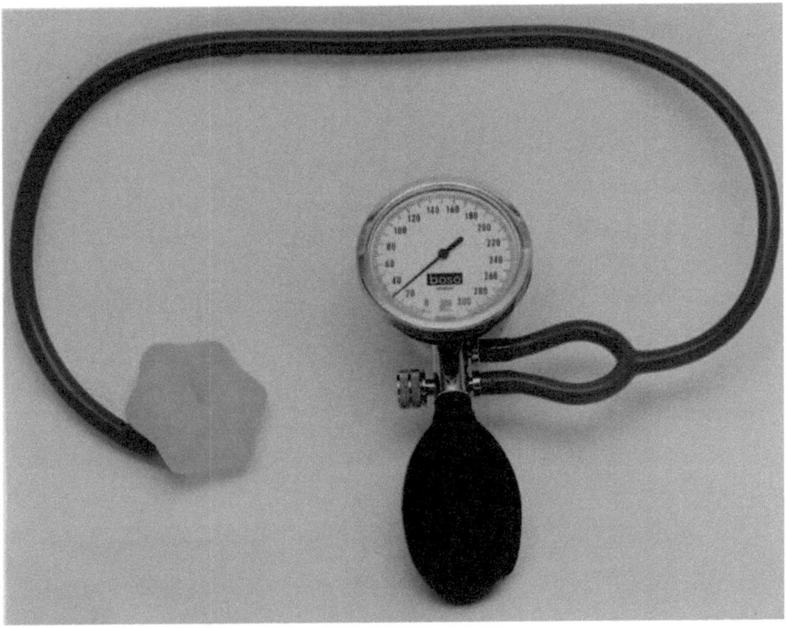

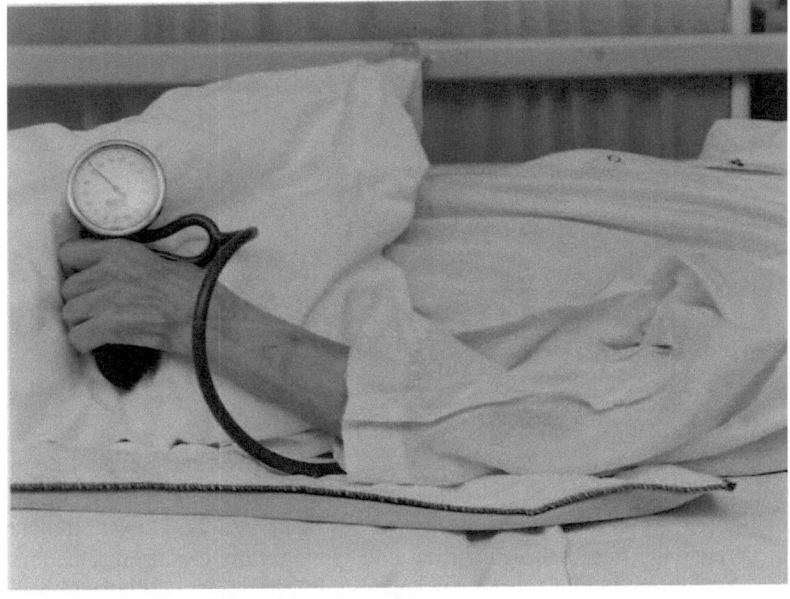

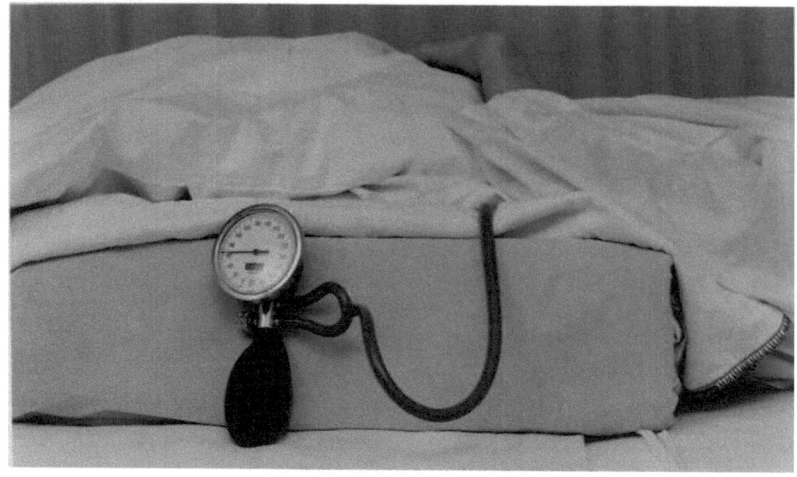

c

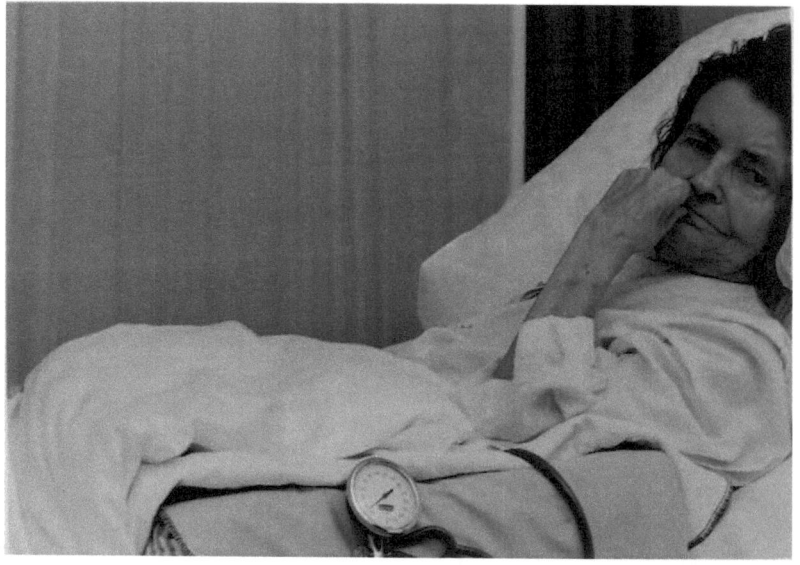

d

Die Effektivität der Lagerung ist durch die Hautdruckmessung zu kontrollieren; der Zeitverlust bei einer ineffektiven Lagerung ist nicht mehr aufzuholen, wenn die Tiefenausdehnung des Dekubitalulkus zugenommen hat. Weichlagerung, Schräglagerung und Umlagerung ergänzen sich; mit einer Komponente allein kann das Dekubitalulkus weder verhindert noch zur Abheilung gebracht werden.

5.2.3 Mobilisierung

Die Bewegungstherapie gehört schon zur Dekubitusprophylaxe; sie muß in den Behandlungsphasen des Dekubitus modifiziert fortgeführt werden. Der Lagewechsel ist die erste und einfachste Stufe der Mobilisierung und jedem Patienten zumutbar. Weitere Stufen sind das Sitzen im Stuhl und Gehübungen. Hinzu kommen isometrische Übungen zum Erhalt der Muskulatur und insbesondere zum Training der Rückenstreckmuskulatur. Sooft Pflegemaßnahmen es erfordern, soll der Patient aufgefordert werden, aktiv das Becken anzuheben, also eine „Brücke" zu machen. Wie weit ein Patient belastet werden kann, richtet sich nach dem Allgemeinzustand, insbesondere dem des Herz-Kreislauf-Systems und des Bewegungsapparates.

5.2.4 Dokumentation

Alle Verantwortlichen müssen darauf dringen, daß die Dekubitusgefährdung zu diesem frühen Zeitpunkt dokumentiert wird. Wenn zum frühesten Zeitpunkt die Therapie einsetzt, verliert das Dekubitalulkus seinen Schrecken. Jeder Tag, der versäumt wird, führt den Patienten immer tiefer in das Dekubitalleiden mit seinem protrahierten Sterben.

5.3 Behandlung des Dekubitus Grad II (Epitheldefekt)

Beim Epitheldefekt, Dekubitus Grad II, kommt zu den Maßnahmen, die bei den Abschnitten Prophylaxe und Frühbehandlung besprochen worden sind, die Wundbehandlung hinzu. Die Situation ist vergleichsweise günstig, weil nur das subpapilläre Gefäßnetz und noch nicht das kutane Gefäßnetz betroffen ist.

Vorrangige Aufgabe des Wundverbandes ist der Schutz vor zusätzlichen mechanischen Läsionen. Die Wundheilung kann zwar nicht beschleunigt werden, aber es muß verhindert werden, daß sich die Wundheilung verzögert. Also muß die Wundinfektion bekämpft werden; außerdem ist der tägliche Eiweißverlust aus der Wunde gering zu halten.

Als lokales Desinfektionsmittel eignet sich die wäßrige Polyvidonjodlösung. Die Wunde selbst wird trocken verbunden.

5.4 Behandlung des Dekubitus Grad III und IV (tiefe Ulzera)

Wenn das Corium und die tiefer liegenden Gewebsschichten in die Ischämie einbezogen sind, dann tritt als zusätzliche Aufgabe die Behandlung der Nekrosen hinzu. Die Ischämie erstreckt sich kegelförmig in die Tiefe. Bis sich die gesamten Nekrosen entwickelt haben, vergehen einige Tage. Feuchte Nekrosen müssen bis in die Wundtaschen entfernt werden. Blutgefäße dürfen nicht eröffnet werden. Lokale Desinfektionsmaßnahmen sind notwendig, solange die Wunde makroskopisch infiziert ist. Als Mittel zur Desinfektion hat sich die Spülung mit 3%iger H_2O_2-Lösung für 5 min, anschließend die Behandlung mit Polyvidonjod bewährt; H_2O_2 wird wegen der genauen zeitlichen Dosierbarkeit bevorzugt. Die Eröffnung von Blutgefäßen kann durch ein schonendes Débridement verhindert werden.

Lipophile Substanzen sowie luftdicht geschlossene Verbände lassen feuchte Kammern entstehen, die die Nekrosenneubildung und die Wundinfektion fördern. Die Verbände müssen also luftdurchlässig sein und sind täglich zu wechseln. Starke Wundsekretion macht auch häufigere Verbandwechsel notwendig.

Die Haut, die das Dekubitalulkus begrenzt, weist dann eine intensive Rötung auf, wenn in der Tiefe Gewebseinschmelzungen stattfinden. Die Ausdehnung der Hautrötung entspricht der Ausdehnung der nekrotischen Massen in der Tiefe. Diese flüssigen Nekrosen müssen alsbald ausgeräumt werden.

Mit der Entfernung der trockenen Nekrosen kann man sich Zeit lassen. In ihnen spielt sich keine Wundinfektion ab. Die Fläche der offenen Wunde bleibt noch eine Zeit klein und der Proteinverlust aus dem Wundsekret wird in Grenzen gehalten.

Die sezernierende Wundfläche kann dadurch verkleinert werden, daß Sekundärnähte gelegt werden. Voraussetzung ist, daß die Wunde frei von einer makroskopisch sichtbaren Infektion ist, keine Nekrosen vorhanden sind und der Wundgrund granuliert. Es ist darauf zu achten, daß die Wunde umstochen und der Faden durch das intakte Gewebe geführt wird. Hierzu verwendet man Nadeln mit einem großen Durchmesser. Zwischen den Nähten muß Raum gelassen werden, damit die Wunde inspiziert und bei Bedarf von infiziertem Wundsekret gereinigt werden kann. Myokutane Hautplastiken bleiben spezialisierten Fachabteilungen mit ausreichender Erfahrung vorbehalten.

Dekubitalulzera ohne feuchte Nekrosen haben einen reizlosen Wundrand. Sie sind auch nicht Ausgangspunkt für eine Sepsis. Eine Abdeckung des Wundrandes mit Zinksalbe ist daher nicht notwendig; sie würde vielmehr den Blick auf die Haut verdecken.

Das Behandlungsergebnis des Dekubitalulkus Grad III und IV wird v. a. dadurch bestimmt, ob eine wirksame Druckentlastung gelingt und ob der Proteinverlust kompensiert werden kann.

5.5 Schmerzbekämpfung

Patienten mit einem Dekubitalulkus Grad III und IV sind lebensgefährlich erkrankt; besonders ernst ist die Prognose, wenn außer der 30°-Schräglagerung und dem passiven Lagewechsel keine weitere Mobilisierung möglich ist. Das Ergebnis der Behandlung ist immerhin die Wundreinigung; der Tod tritt infolge des Zusammenbruchs des Proteinstoffwechsels ein. Eiweißmangelödeme kennzeichnen die Endphase. Wenn auch in Einzelfällen Patienten von ihren tiefen Sakralulzera genesen und nach langer Zeit den Substanzverlust kompensieren, so ändert sich nichts am Gesamtbild des protrahierten Sterbens beim tiefen Sakraldekubitus.

Wichtig ist bei der schlechten Prognose die suffiziente Schmerzbekämpfung. Sie soll, wie die Erfahrung bei Tumorpatienten gezeigt hat, rechtzeitig und ausreichend dosiert, die Schmerzen vermeiden. Auch große Dekubitalulzera sind kaum schmerzempfindlich; nur insoweit wie vitale Nerven freiliegen. Schmerz äußern die Patienten beim Lagewechsel; der Schmerz ist diffus im ganzen Körper verteilt, vergleichbar den Schmerzen bei schwerer Osteoporose kachektischer Patienten oder beim chronischen Rheuma. Es gelten die S. 78f. erörterten Richtlinien der Behandlung chronischer Schmerzen. Wenn periphere Analgetika nicht wirksam sind, dann müssen Opiate eingesetzt werden. Es gibt genügend Zeit, die wirksame Dosierung zu finden, bei der Patient schmerzfrei und bei Bewußtsein ist.

6 Zusammenfassung

1. Definition

Das Dekubitalulkus ist eine kompressiv-ischämische Hautläsion, die auf dem Boden eines chronischen Protein-Kalorien-Mangelsyndroms durch lang andauernde Immobilität entsteht.

2. Prognose

Die Prognose hängt von der Tiefenausdehnung der Nekrose, der Lokalisation des Dekubitalulkus und von der Restmobilität ab. Das Behandlungsergebnis ist um so besser, je früher die Therapie einsetzt. Die ersten Zeichen, die persistierende Hautrötung, sind bei der morgendlichen Körperpflege zu erkennen.

3. Diagnostik

Am wichtigsten ist die Inspektion der gefährdeten Hautbezirke. Laborchemisch sind die Parameter des Proteinstoffwechsels Albumin, Cholinesterase und Transferrin zur Verlaufsbeurteilung wichtig. Die bakteriologische Diagnostik erstreckt sich auf aerobe und anaerobe Keime.

4. Dokumentation

In der Dokumentation müssen die ersten Dekubituszeichen und die Art der Behandlung unverzüglich erfaßt werden.

5. Qualitätssicherung

Für die Qualitätssicherung der ärztlichen und pflegerischen Dekubitusbehandlung ist es erforderlich, schon zu Beginn einer Behandlungsmaßnahme zu wissen, ob diese zweckmäßig und zureichend ist oder nicht. Als Gütekriterium bietet sich als Grenzwert der Betrag des Blutdruckes im arteriellen Schenkel der Kapillaren von 30 mm Hg an. Die Druckbelastung der Haut darf diesen Wert nicht überschreiten. Der Hautdruck kann mit einem hier erstmals beschriebenen Prüfgerät, bestehend aus einem elastischen, luftgefüllten Prüfkissen, einem Manometer und einer druckdichten Verbindung, gemessen werden.

6. Therapie

Die Prophylaxe umfaßt die Besserung des Ernährungszustandes, die Beseitigung einer Anämie, die Mobilisierung und die Überwachung der Prädilektionsstellen.

Die Frühbehandlung der persistierenden Hautrötung (Grad I) beginnt mit der 30°-Schräglagerung und 2stündlicher Umlagerung unter Berücksichtigung des Tagesablaufes.

Bei der Lokalbehandlung des Dekubitalulkus Grad II–IV wird die Wundinfektion bekämpft, der Eiweißverlust aus der Wunde minimiert und Polypragmasie vermieden. Da die Wundheilung nicht beschleunigt werden kann, ist alles zu vermeiden, was die Wundheilung stört.

Patienten mit einem Sakraldekubitus Grad III und IV erhalten eine Schmerztherapie nach den Richtlinien für chronische Tumorschmerzen.

7. Fazit

Wer den frühesten Zeitpunkt zum Therapiebeginn gewählt hat, hält den unvermeidlichen Schaden gering und erspart dem Patienten die Leiden der fortgeschrittenen Stadien des Dekubitalulkus.

Literatur

Andersen KE, Jensen O, Kvorning S, Bach E (1982) Prevention of pressure sores by identifying patients at risk. Br Med J 284: 1370–1371
Basson MD, Burney RE (1982) Defective wound healing in patients with paraplegia and quadriplegia. Surg Gynecol Obstet 155: 9–12
Bell MSG, Earnshaw PH (1981) Rectus femoris myocutaneous flaps for trochanteric ulcers. Can J Surg 24/5: 496–497
Bennet L, Kavner D, Bok KL, Trainor FA (1979) Shear vs pressure as causative factors in skin blood flow occlusion. Arch Phys Med Rehabil 60/7: 309–314
Berger SA, Barza M, Haher J, Bell D, Waintraub S, Burtyk ML, Kane A (1981) Penetration of antibiotics into decubitus ulcers. J Antimicrob Chemother 7/2: 193–195
Berry RB (1980) The late results of surgical treatment of pressure sores in paraplegics. Br J Surg 67: 473–474
Bienstein C, Schröder G (1990) Grundformen der Lagerung. In: Bienstein C, Schröder G (Hrsg) Dekubitus Prophylaxe Therapie. Verlag Krankenpflege, Frankfurt am Main
Bowker P, Davidson LM (1979) Development of a cushion to prevent ischial pressure sores. Br Med J II: 958–961
Braun M (1980) Das Cholinesteraseprofil bei geriatrischen Patienten unter Berücksichtigung der pathologisch erniedrigten Serumcholinesterase. Z Gerontol 13: 24–32
Braun M (1990) Inkontinenz – Fehlsteuerung der Speicher/Entleerungsfunktion von Harnblase und Enddarm. Z Geriatrie 3: 146–150
Brekhovskikh LM (1980) Waves in layered media. Academic Press, New York Toronto Sydney San Francisco
Brenner U, Müller JM, Keller HW, Walter M, Thul P (1987) Der Vergleich prognostischer Ernährungsindizes zur präoperativen Erfassung von Risikopatienten. Eine prognostische Prüfung. Infusionstherapie 14/5: 215–221
Brown HJ (1968) Changes in the delivery of the health care. Am J Nurs 68: 2362–2364
Bundesminister für Jugend, Familie und Gesundheit (Hrsg) (1978) Handbuch der Internationalen Klassifikation der Krankheiten, Verletzungen und Todesursachen (ICD) 1979, 9. Revision, Bd I: Systematisches Verzeichnis. Deutscher Consulting Verlag, Wuppertal
Daltrey DC, Rhodes B, Chattwood JG (1981) Investigation into the microbial flora of healing and nonhealing decubitus ulcers. J Clin Pathol 34: 701–705
Dettli L (1973) Bemerkungen zur perinekrotischen Zone. Vasa 2: 423–424
Dettli L, Laszczower M (1980) Bemerkungen zur Arbeit „Verminderte fibrinolytische Aktivität in Randzonen von Dekubitalulzera". Schweiz Med Wochenschr 110: 1748–1749
Dinsdale SM (1973) Decubitus ulcers in swine: Light and electron microscopy study of pathogenesis. Arch Phys Med Rehabil 54: 51–56
Eltorai I (1981) Hyperbaric oxygen in the management of pressure sores in patients with injuries to the spinal cord. J Dermatol Surg Oncol 7/9: 737–740

Fröbel W (1984) Neue Wege in der Wundversorgung. Der Informierte Arzt 12: 1–5
Füsgen I (1986) Die nicht inhibierte neurogene Blase und Toilettentraining. In: Füsgen I, Kober H (Hrsg) 1. G.F.-Henning-Symposium. Inkontinenz im Alter. Louisgang Gelsenkirchen
Gadomski M, Raichura B (1978) Prophylaxe und Therapie des Dekubitalgeschwürs. Med Klin 73: 1633–1639
Grohmann R (1988) Praktische Erfahrungen in der Dekubitusprophylaxe. Krankenpflege J 26: 131–132
Hennig EM, Nicol K (1978) Registrations methods for timedependent pressure distribution measurements with mats working as capacitors. In: Assmussen E, Jorgensen K (eds) Biomechanics VI–A. Univ Park Press, Baltimore, pp 361–367
Isiadinso OOA (1979) Decubitus ulcers in geriatric patients. NY State J Med 79/13: 2027–2029
Jansen W (1981) Dokumentation einer Behandlung mit Ulcurilen. Therapiewoche 31: 7948–7950
Juchli J (1988) Paradigmawechsel in der Krankenpflege. Dtsch Krankenpflegez 41: 214–217
Kahle D, Zöllner GN (1981) Methodik der Therapie von Dekubitalulzera mit synthetischem Hautersatzmaterial. Fortschr Med 99: 1058–1062
Kaltwasser JP (1987) Die diagnostische Bedeutung des Serumferritins. In: Kaltwasser JP, Roetz R (Hrsg) Eisenstoffwechsel – Grundlagen und Probleme. Internationales Tardyferon-Symposion 1986, Offenburg. pmi Verlag, Frankfurt am Main, S 33–46
Kaminski M, Gorkisch K, Vaubel E (1981) Operative Behandlung des Dekubitalgeschwürs. Diagnostik 14/7: 130–136
Keller P (1963) Mechanische Eigenschaften der Haut. In: Marchionini A, Spier HW (Hrsg) Normale und pathologische Physiologie der Haut I. Springer, Berlin Göttingen Heidelberg (Handbuch der Haut- und Geschlechtskrankheiten. Ergänzungswerk, Bd 1/3, S 1–31)
Kirsch L (1980) Behandlung von Dekubitaldefekten mit Stomahesive. Therapiewoche 30: 2629–2634
Kosiak M (1959) Etiology and pathology of ischemic ulcers. Arch Phys Med 40: 62–69
Kosiak M (1961) Etiology of decubitus ulcers. Arch Phys Med Rehabil 42: 19–29
Kosiak M, Kubicek W, Olson M, Danz JN, Kottke F (1958) Evaluation of pressure as a factor in the production of ischial ulcers. Arch Phys Med Rehabil 39: 623–629
Kraus W (1988) Grundlagen der Dekubitusentstehung und -entwicklung. Krankenpflege J 26: 125–130
Küchmeister H (1953) Die Klinik der Capillarfunktionen. Ergeb Inn Med Kinderheilk 4: 464, (zit. in Documenta Geigy: Wissenschaftliche Tabellen, 7. Aufl. Basel 1969)
Landau LD, Lifschitz EM (1989) Elastizitätstheorie, 6. Aufl. Lehrbuch der theoretischen Physik, Bd VII. Akademie-Verlag, Berlin
Landis E (1930) Microinjections studies of capillary blood pressure in human skin. Heart 15: 209–228
Lang HD (1981) Wirksamkeit und Verträglichkeit von Varidase bei Ulzerationen, sekundärer Wundheilung und Osteomyelitiden. Therapiewoche 31: 6652–6656
Larsen B, Holstein P, Lassen NA (1979) On the pathogenesis of bedsores. Scand J Plast Reconstr Surg 13: 347–350
Le KM, Madsen BL, Barth PhB, Ksander GA, Angell JB, Vistnes LM (1984) An in-depth look at pressure sore using monolitics silicon pressure sensors. Plast Reconstr Surg 74: 745–754
Lewis L, Gavron J, Yao JST, Lim LT, Bergen JJ (1979) Use and limitations of dextranomer in cutaneous ulcerations. Vasc Surg 13/4: 265–272

Lindan O, Greenway RM, Piazza JM (1965) Pressure distribution on the surface of the human body: I. Evaluation in lying and sitting positions using a "bed of springs and nails". Arch Phys Med Rehabil 46: 378–385

Macher E (1964) Die gestörte Durchströmung der Haut. In: Gans O, Steigleder GK (Hrsg) Normale und pathologische Anatomie der Haut II. Springer, Berlin Göttingen, Heidelberg New York (Handbuch der Haut- und Geschlechtskrankheiten. Ergänzungswerk, Bd I/2, S 416ff)

Mahanty SD, Roemer RB (1979) Thermal response of skin to application of localized pressure. Arch Phys Med Rehabil 60/12: 584–590

Mandl I (1982) Bacterial collagenases and their clinical applications. Arzneimittelforsch 32: 1381–1384

Maruyama BY, Nakajima H, Wada M, Imai T, Fujino T (1980) A gluteus maximus myocutaneous island flap for the repair of a sacral decubitus ulcer. Br J Plast Surg 33: 150–155

Matthiessen H von, Grote B, Kiwit J, Schoppe W-D (1987) Therapie tumorbedingter Schmerzen. Dtsch Ärztebl 84: 1756–1761

Neander KD (1990) Praktische Empfehlungen zur Dekubitusprophylaxe. In: Sander J, Sander U (Hrsg) Einfluß von Pflege und Technik. Schliehe, Osnabrück

Neander KD, Birkenfeld R (1988) Die Effektivität von Antidekubitusmatratzen. Dtsch Krankenpflegez 41: 443–452

Neander KD, Birkenfeld R (1990a) Welchen Effekt hat „Eisen und Föhnen" zur Dekubitusprophylaxe? Teil I: Hygienische Aspekte des Eisen und Föhnen. In: Bienstein C, Schröder G (Hrsg) Dekubitus Prophylaxe und Therapie. Verlag Krankenpflege, Frankfurt am Main

Neander KD, Birkenfeld R (1990b) Kann ein Dekubitus bereits im Operationssaal entstehen? In: Bienstein C, Schröder G (Hrsg) Dekubitus Prophylaxe Therapie. Verlag Krankenpflege, Frankfurt am Main

Neander KD, Birkenfeld R, Flohr HJ, Geldmacher V (1990a) Welchen Effekt hat „Eisen und Fönen" zur Dekubitusprophylaxe? Teil II: Wirksamkeit der Methode „Eisen und Fönen". In: Bienstein C, Schröder G (Hrsg) Dekubitus Prophylaxe Therapie. Verlag Krankenpflege, Frankfurt am Main

Neander KD, Birkenfeld R, Roth U, Mittmann M, Flohr HJ, Biegler A (1990b) Randomisierte Doppelblindstudie zur Überprüfung eines Hautpflegemittels zur Dekubitusprophylaxe. Vortrag auf dem 3. Göttinger Krankenpflegekongreß

Neumann-Nölle E (1987) Interview in „III nach Neun". ARD 1 plus vom 23.10.1987

Nicol K, Hennig EM (1978) Measurements of pressure distribution by means of a flexible, large surface mat. In: Asmussen E, Jorgensen K (eds) Biomechanics VI-A. Univ Park Press, Baltimore, pp 374–380

Nicol K, Rusteberg D (in press) Measurements of pressure distribution on curved and soft surface – applications in medicine.

Pfaudler M (1968) Flotation, displacement, and decubitus ulcus. Am J Nurs 68: 2351–2355

Priesack W, Fuchs KH, Bauer E, Hamelmann H (1983) Der Verschluß chronischer Dekubitalgeschwüre durch muskulokutanen Glutaeus Maximus-Lappen. Handchirurgie 15: 105–108

Pusch H-J, Schramm A, Spitz G, Haibitz I (1981) Normbereiche und Wertigkeit von Serumferritin in Abhängigkeit von Alter und Geschlecht. Aktuel Gerontol 11: 208–211

Reddy MP (1983) Decubitus ulcers: Principles of prevention and management. Geriatrics 38/7: 55–61

Romasz RS, Barnhart MD, Schinagl EF (1978) Application of dextranomer beads (debrisan) in the treatment of exudating skin lesions: Results of a cooperative study. Angiology 29/9: 675–682

Roselle GA, Watanakunakorn C (1979) Polymicrobial bacteremia. JAMA 242: 2411–2413

Ross W (1970) Skinpressure analyzer. US Patent Office, 3513 698
Sawyer PN, Haque S, Reddy K, Sophie Z, Feller J (1979) Wound healing effects of debrisan on varicose, postoperative, decubitus, and sickle-cell ulcers in man. Vasc Surg 13/4: 251–256
Schneekloth G, Frank T, Albers G (1983) Ultraschalltomographie abdomineller Organe und der Schilddrüse. 1. Allgemeine Grundlagen, 2. Aufl Enke, Stuttgart, S 1–7
Schneider M, Vildozola CW, Brooks S (1983) Quantitative assessment of bacterial invasion of chronic ulcers. Am J Surg 145: 260–262
Schoon W, Kleeberg UR (1987) Grundlagen der Pharmakotherapie tumorinduzierter Schmerzsyndrome. Med Klin 82: 824–831
Schröder G (1990) Was ist ein Dekubitus? In: Bienstein C, Schröder G (Hrsg) Dekubitus Prophylaxe Therapie. Verlag Krankenpflege, Frankfurt am Main
Seiler WO (1987) Rationale Dekubitustherapie. Dtsch Med Wochenschr 112: 889–890
Seiler WO, Stähelin HB (1983) Dekubitus: Effiziente Prophylaxe aufgrund neuer pathogenetischer Erkenntnisse. Fortschr Med 101: 1480–1485
Seiler WO, Stähelin HB (1984) Erfolgreiche Dekubitusprophylaxe mittels superweicher Unterlage und 30°-Schräglage. Dtsch Krankenpflegez 37: 28–31
Seiler WO, Stähelin HB (1985 a) Decubitus ulcer: Prevention technics for the elderly patient. Geriatrics 40/7: 53–60
Seiler WO, Stähelin HB (1985 b) Decubitus ulcers. Treatment through five therapeutic principles. Geriatrics 40/9: 30–42
Seiler WO, Stähelin HB (1986 a) Dekubitusprophylaxe durch Reduzierung von Druckvektoren. Dtsch Ärztebl 83: 104–107
Seiler WO, Stähelin HB (1986 b) Recent findings on decubitus ulcer pathology: Implications for care. Geriatrics 41: 47
Seiler WO, Stähelin HB, Sonnabend W (1979) Einfluß aerober und anaerober Keime auf den Heilungsverlauf von Dekubitalulzera. Schweiz Med Wochenschr 109: 1594–1599
Seiler WO, Huser B, Marbet G, Mihatsch MJ, Stähelin HB (1980) Verminderte fibrinolytische Aktivität in Randzonen von Dekubitalulzera. Schweiz Med Wochenschr 110: 685–689
Taylor V (1979) Intact heel decubitus: An innovative treatment with a special cleansing sponge. Arch Phys Med Rehabil 60: 283–285
Thornhill HL, Williams ML (1968) Experience with the water mattress in a large city hospital. Am J Nurs 68: 2356–2358
Topinková E, Neuwirtivá (1987) Serum ferritin in institionalised elderly patients. Z Alternsforsch 42/5: 309–313
Twycross RG (1978) Relief of pain. In: Saunders CM (ed) The management of terminal disease Edward Arnold, London, p 65
Vinci, Leonardo da: Atlas der Anatomischen Studien in der Sammlung Ihrer Majestät Queen Elisabeth II. (1978–1981) Folio 84 recto. Prisma, Gütersloh
Völkner H (1986) Leserbrief zu Seiler WO „Dekubitusprophylaxe durch Reduzierung der Druckvektoren". Dtsch Ärztebl 83: 809
Waldeyer A (1972) Anatomie des Menschen, 1. Teil. De Gruyter, Berlin New York, S 93
Wessels G, Weber P (1983) II-1 Physikalische Grundlagen. In: Braun B, Gunther R, Schwerk W (Hrsg) Ultraschalldiagnostik. Ecomed, Landsberg, S 1–16
Westphal E (1990) Was kostet ein Dekubitus? In: Bienstein C, Schröder G (Hrsg) Dekubitus Prophylaxe Therapie. Verlag Krankenpflege, Frankfurt am Main
Wilder-Smith OH, Senn HJ (1987) Schmerzen bei Tumorpatienten. Medikamentöse Behandlung und Prophylaxe. Arzneimitteltherapie 5: 139–151
Zenker W, Thiede A, Dommes M, Ullmann U (1986) Die Wirksamkeit von TCDO zur Behandlung komplizierter Wundheilungsstörungen. Chirurg 57: 334–339
Zinn WM (1988) Hemiplegie-Merkblatt der Schweizerischen Arbeitsgemeinschaft für Rehabilitation, 7. Aufl, Huber, Bern

Sachverzeichnis

air-soft-Matratze 31, 69–70, 72, 86
Albumin 51, 55, 60, 75, 76, 92
Anämie 4, 35, 50, 55, 76–77, 93
Anthropometrie 42, 75

Berührungsgebiet 7
Bewußtseinsstörung 23
BGH-Urteile 1
Bluttransfusion 77
Bobath-Konzept 33

Cholinesterase 42, 50, 51, 55, 62, 75, 92
Clinitron-Bett 29, 30
Corium 17, 21, 65, 90

Dauerkatheter 35, 50, 74–75
Dekubitus
– Bettpfannen 22
– Fersen 22, 65, 72
– Katheter- 22, 35
– Knöchel 22
– Sakral 22, 65, 74, 91, 93
– Sitzbein 22
– Trochanter 22
– -visite 84
Diabetes 23
Diätetik 57, 76, 85, 93
Dokumentation 1, 84, 89, 92
Drehung in der Hüftachse 70–71, 73, 86
Druck
– erholungszeit 6, 32, 72
– einwirkungszeit 4
– Gewebs 4
– verteilung 8–17
– wirkung 26

Eisen 50, 55, 76–77
Eisen und Föhnen 83

Eiweißmangel 2, 24, 51, 53, 60, 61, 63, 65, 76, 85, 89, 90, 92–93
Elastizitätstheorie 10–17
Entzündung 25
Epitheldefekt 21, 89
Epithelisation 26, 52, 65
Erholungszeit 6, 32

Feder-Masse-Modell 10
Ferritin 55, 76–77

Gefäßnetz
– subpapillär 17, 21, 65, 89
– cutan 17, 21, 65, 89
Gelkissen 31, 67
Granulation 26, 52, 65

Hautdruckmessung 43–48, 66–69, 73, 86, 87–88, 93
Hautrötung
– hypobar 21
– hyperbar 21
– persistierend 21, 73, 86
Herzinsuffizienz 4
Hypoproteinämie s. Eiweißmangel
H_2O_2 38, 82, 90
Hypovolämie 4

Immobilität 1, 23, 24–25, 32, 69, 80, 84, 85–86, 92
Infektion 3, 23, 24, 26–27, 28–29, 35–38, 74–75, 79–80, 90, 93
Inkontinenz 22–24
– Urin 35, 74
– Stuhl 75
Ischämietoleranz 4–5, 66, 69, 75
Isobare 7, 8

Kachexie 22
Kapillardruck 3–4, 93

Körpertemperatur 4
Kosiaksche Gleichung 4, 24, 66, 75

Lamellendrehbett 32, 67–69, 84
Latenzzeit 6, 26
Lokaltherapeutika 36–37, 57, 61, 81–83
– sauerstoffabspaltend 36
Luftkissenmatratze 30, 31–32

Mobilisierung 89, 91, 93
Mortalität 40, 62
Muskeldystrophie 71

Nekrose 19–20, 26, 28–29, 35–36, 65, 78–80, 90, 92

Obstipation 75
Ödem 4, 24, 51, 65, 91
O_2-Partialdruck 4, 6, 32, 43, 56, 60, 74
O_2-Spannung
s. O_2-Partialdruck
Opiate 78–79, 91
Osteoporose 52, 78, 91
Oxymetrie 43, 56–57, 74

Pflegeprozeß 2, 7, 73
Plastische Verfahren 38–39, 90
Polyneuropathie 23, 24, 77

Polypragmasie 2, 61, 93
Protein-Kalorien-Mangel 42–43, 50, 55, 60, 62, 76, 85, 92
s. auch Eiweißmangel
PVP-Jod 38, 81, 82–83, 89, 90

Qualitätssicherung 2, 73, 82–93
Querschnittslähmung 24, 47

Rückenstreckmuskulatur 32, 67, 69, 85, 89

Scherkräfte 10, 15, 30
Schmerz 50, 77–79, 91, 93
30°-Schräglagerung 32–33, 69–70, 72, 86, 91, 93
Spontanbewegungen 5, 25, 86

T-Lagerung 71
Transferrin 51, 62, 75, 76, 92

Vektor 8
V-Lagerung 71

Wassermatratze 30, 66–67, 84
Wechselluftmatratze 31
Wunde, sekundär heilend 3, 8, 25, 26
Wundflora 25–26, 35, 37–38, 50, 52, 55, 60–61, 92

Zone, perinekrotisch 27, 82

MIX
Papier aus verantwortungsvollen Quellen
Paper from responsible sources
FSC® C105338

If you have any concerns about our products,
you can contact us on
ProductSafety@springernature.com

In case Publisher is established outside the EU,
the EU authorized representative is:
**Springer Nature Customer Service Center GmbH
Europaplatz 3, 69115 Heidelberg, Germany**

Printed by Libri Plureos GmbH
in Hamburg, Germany